Rolf Lindner

Schloßstraße 13 · 7520 Bruchsal

3. Auflage

Druck: Druckerei Friedrich · 7520 Bruchsal
alle Rechte vorbehalten
Copyright 1990/91© by Druckerei Friedrich
Rolf Lindner · 7520 Bruchsal

Verlag: Ettlinger Verlag · Erich-Heckel-Str. 5 · 7505 Ettlingen 6

ISBN Nr. 3-921850-73-8

EINLEITUNG

Die Wirbelsäulengymnastik, aufgebaut nach jahrelangen Erfahrungen auf diesem Gebiet, soll auch Ihnen helfen, Beschwerden der vielfältigsten Art zu meistern.

Nahezu 90 % aller Beschwerden, ob organischer, muskulärer, seelischer Art usw., werden heute den Fehlstellungen der Gelenke, insbesondere der Wirbelkörper, zugeordnet. Dies erscheint umso mehr einleuchtend, als alle Nerven, die von der Schaltzentrale Gehirn ausgehen, in die Sammelleiterstelle Rückenmark zusammengeführt werden und sinnvollerweise dort austreten, wo sie den kürzesten Weg zu den betreffenden Organsystemen haben.

Es ist daher wichtig, in jedem Alter etwas für sich zu tun und - niemals zu spät - damit anzufangen.

Ihre Krankenkasse, Volkshochschule oder andere Institutionen geben Ihnen gerne Auskunft über gegebene Möglichkeiten in Ihrer Nähe.

Der "Kreuzschmerz" kann viele Ursachen haben. Ein "kurzes Bein" ist oft nur ein Beckenschiefstand, dem mit gezielten Übungen Abhilfe geschaffen werden kann. Sie selbst können am Abrieb der Schuhe, des Absatzes dieses Phämomen beobachten.

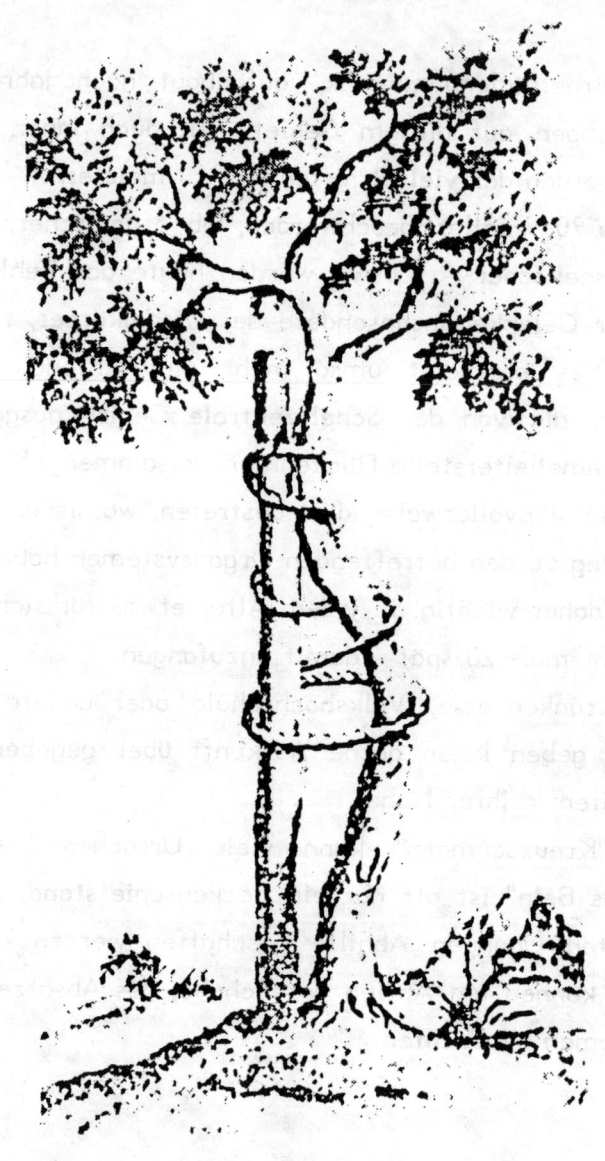

Von Andry: "Das Orthopädiebäumchen"

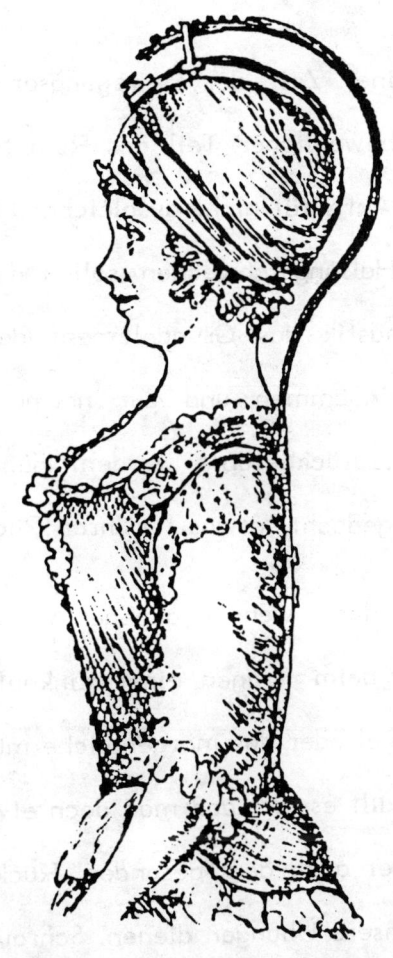

Die Darstellung eines Streck-Korsetts. Diese historische
Anwendung fand in der Behandlung von Wirbelsäulenver-
krümmungen statt.

(Bild nach Levacher, 1764)

WIRBELSÄULENGYMNASTIK

Wir leben in einer Zeit der Bewegungsarmut, und die Wirbelsäule als beweglicher Teil des Rumpfes wird auch durch sportliche Aktivität nicht ausgleichend bewegt.

Haltungsfehler, Haltungsschwächen sollen durch gezielte Wirbelsäulengymnastik das Grundelement der Körpergesamtbewegung eindämmen und zur normalen Haltung, soweit möglich, zurückgeführt werden. Haben Sie nicht schon oft daran gedacht, etwas für Ihren Rücken zu tun?

Aber immer erst dann, wenn unangenehme Erscheinungen auftreten, z. B. beim Tragen einer Einkaufstasche, der Blick in den Spiegel oder das morgendliche mühsame Aufstehen, ja dann fällt es ein, daß man doch etwas tun sollte. All denen, aber auch den "gesunden" Rücken zur Vorbeugung, sollen unsere Übungen dienen. Schrauben Sie Ihre Erwartungen nicht zu hoch, denn mit ein paar Übungen alleine sind keine Wunder zu erreichen; es bedarf des täglichen Trainings, das Sie fest in Ihr Tagesprogramm aufnehmen sollten.

Gymnastik als Entspannung ist auch eine Rückführung in das seelische Gleichgewicht, weil es von täglichen Problemen lösen hilft. Sie dürfen dabei auch ruhig schwitzen, womit auch ein Kreislauftraining verbunden ist. Bereits hier darf ich erwähnen, daß Sie im Zweifel Ihren Arzt oder Therapeuten befragen sollten, inwieweit Sie welche Übungen durchführen dürfen, wenn bereits eine Vorschädigung der Wirbelsäule oder anderer Organsysteme vorliegt. In der Regel gilt zur Durchführung: Es soll nichts wehtun bei der Durchführung der Übungen, also keine Schmerzen verursachen.

Wer von Ihnen ein Haustier hat, z. B. Hund oder Katze, hat sicher schon beobachtet, daß diese sich, wenn sie sich aus der Ruhestellung erheben, dehnen und strecken. Diese Übungen sind sehr wichtig, auch für den menschlichen Körper. Wir werden in unserem Programm einige Übungen aus dem Tierreich übernehmen. Gezielt dienen diese Übungen der gesamten Lockerung und Dehnung der angespannten Gelenkkapseln und verspannter Muskulatur. Der ganze Körper soll harmonisiert werden, was durch richtige Lagerung und Ausgangsstellung geschieht, sowie durch lockernde, entspannende, mobilisierende, kräftigende und rhythmisierende Übungen unter Einbeziehung der richtigen Atmung.

Der Mensch ist so alt wie seine Gelenke, und die Gelenke sollen und müssen immer bewegt werden. Eine Türangel, die Wind und Wetter ausgesetzt ist, wird, wenn nicht betätigt, über kurz oder lang, einrosten und unbeweglich werden. Übertragen gilt dies auch für die Gelenke. Dabei ist es doch wirklich so einfach, täglich nur zehn Minuten etwas für meinen Körper, meine Gesundheit zu tun.

Sie werden sehen, wenn Sie diese Übungen auf Ihr Können und Ihre Bedürfnisse zugeschnitten durchführen, daß das Wohlbefinden sich hebt. Es wird aber keine Therapie ersetzt mit diesen Übungen, im Zweifelsfall und bei andauernden Schmerzen ist der Arzt oder Therapeut aufzusuchen.Übungen, die eine Überbeanspruchung darstellen oder gar Schmerzen bereiten, sind vom Übungsplan zu streichen.

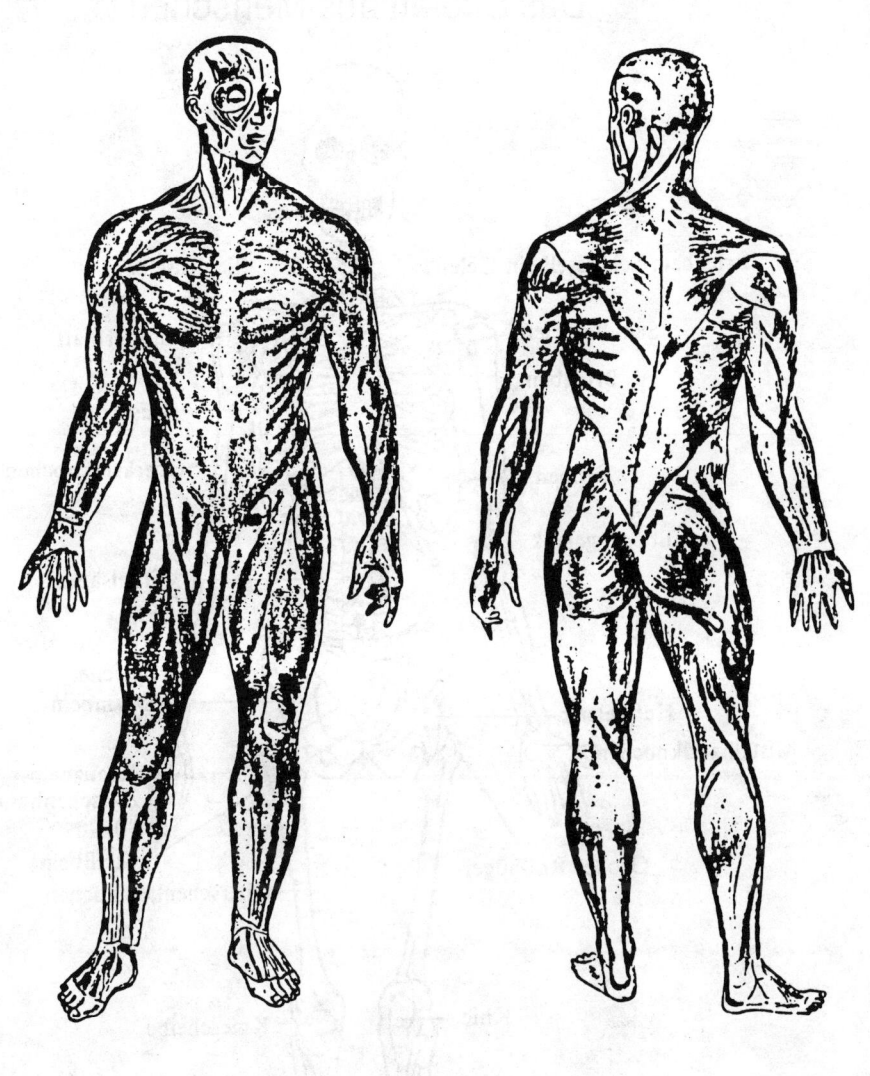

Die oberen Muskelschichten beim Menschen in der

Vorderansicht   Rückansicht

Das Skelett des Menschen

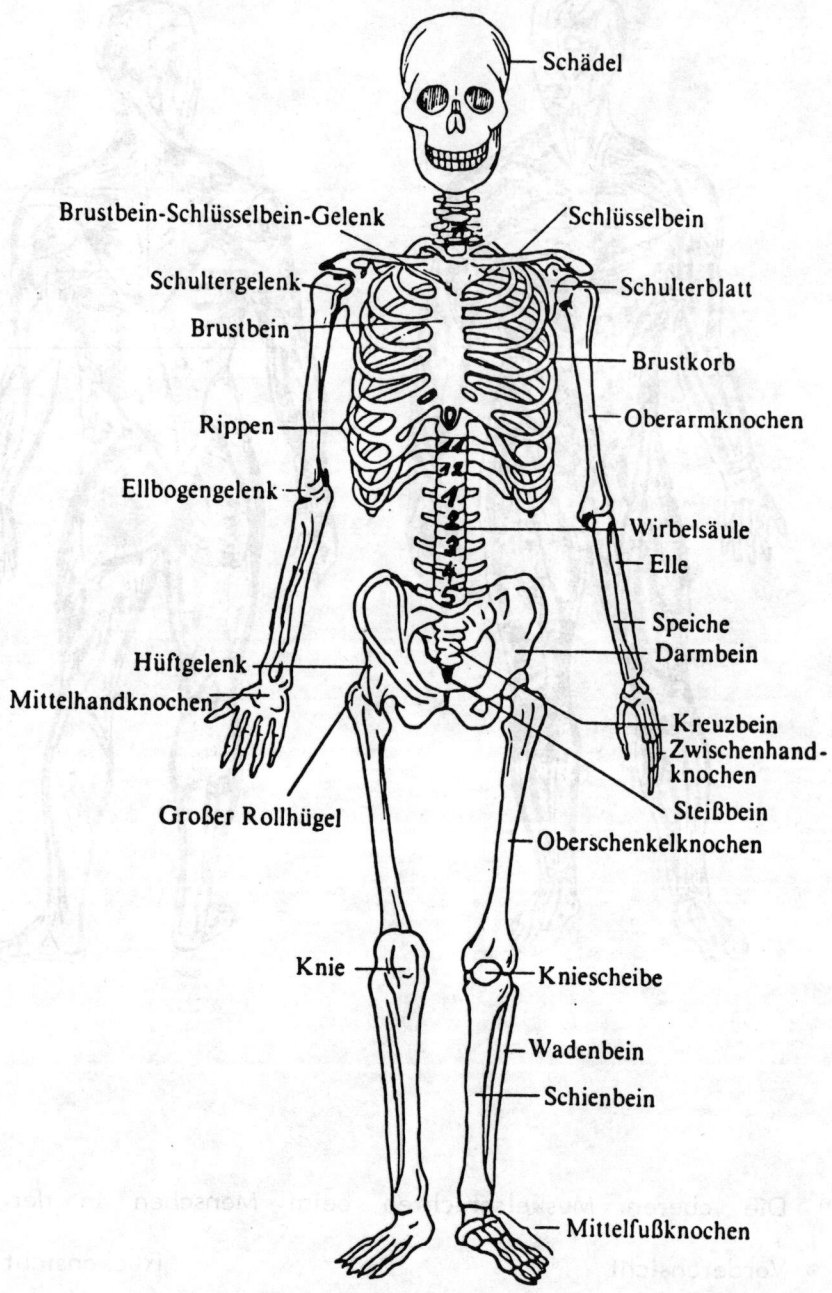

Schädel

Brustbein-Schlüsselbein-Gelenk

Schlüsselbein

Schultergelenk

Schulterblatt

Brustbein

Brustkorb

Oberarmknochen

Rippen

Ellbogengelenk

Wirbelsäule

Elle

Speiche

Darmbein

Hüftgelenk

Mittelhandknochen

Kreuzbein

Zwischenhandknochen

Großer Rollhügel

Steißbein

Oberschenkelknochen

Knie

Kniescheibe

Wadenbein

Schienbein

Mittelfußknochen

Ich empfehle den Aufbau in der Reihenfolge:

1. Kopfübungen mit und ohne Handunterstützung (keine Kopfkreiselung)

2. Schultergürtel und Arme

3. Rumpfübungen ohne Rückwärtsbewegungen (z. B. ins Hohlkreuz)

4. Beinübungen

5. Verbundene Übungen

Übungen können, je nach Aufbau und Art sowie dem verfolgten Zweck, liegend oder stehend, einzeln oder in Partnerschaft durchgeführt werden.

Denken Sie in jeder Situation an Ihre Haltung !!!

Wir wollen noch ein wenig Anatomie zum besseren Verständnis für die Übungen erwähnen. Anatomie befaßt sich mit dem Aufbau des Körpers. Befassen wir uns mit der Wirbelsäule. Die besteht aus 24 Wirbeln, davon sind sieben Halswirbel, zwölf Brustwirbel, fünf Lendenwirbel und dem Kreuzbein mit Steißbein. Hals- und Lendenwirbel sind der beweglichste Teil der Wirbelsäule. Zwischen den einzelnen Wirbelkörpern sind die Bandscheiben als eine Art Stoßdämpfer, die federnd Stöße aufnehmen, Seitwärtsdrehungen und Biegungen zulassen können. Die Nervenaustritte für Organe treten seitlich aus den Wirbelkörpern, zwischen

9

den Bandscheiben aus. Durch falsche Haltung, Fehlbelastung, Übergewicht wird als Dauerbelastung diese Haltung oder der Druck zu Reizen führen. Der wohl bekannteste ist der Ischiasreiz oder auch die Cervicalmigräne, Verzeihung, die Halswirbelsäulenmigräne. Hier kann man durch gezielte, sanfte, chiropraktische Griffe eine Heilung herbeiführen. Wir wollen aber vorbeugend mit unseren Übungen verhindern, daß ein solcher Fall eintritt. Durch aktive Streck-, Lockerungs-, Dehnungsübungen treten wir diesen Beschwerden entgegen. Die Übungen werden dazu immer diagonal, also in Richtung der Muskelfasern durchgeführt. Nun wird Ihnen auch sicher ohne weitere Erklärungen klar sein, warum das Kopfkreisen, das Rückwärtsbiegen der Wirbelsäule, überhaupt Übungen, die in die Hohlkreuzstellung gehen, nicht in das Übungsprogramm gehören. Wir wollen nicht durch Fehlübungen belastend auf unsere Wirbelsäule einwirken. Zu denken ist auch an das Übergewicht, das die stärkste Belastung für die Wirbelsäule darstellt. Als Formel für das richtige Gewicht sollte daher gelten:

$$\frac{\text{Körperlänge x Brustumfang}}{240} = \text{Sollgewicht !}$$

Mit dieser Formel wird man dem Schwerarbeiter ebenso gerecht wie dem geistig Tätigen, der evtl. einen anderen Brustumfang aufweist, somit also bei gleichen Körpergrößen auch unterschiedliche Kriterien angewandt werden müssen.

Ein weiterer Faktor ist das Heben von Gegenständen vom Boden. Bitte nicht aus dem Kreuz heben, gehen Sie dabei in die Hocke und heben Sie mit der Muskelkraft der Oberschenkel, diese haben bedeutend mehr Kraft als die schmalen Muskelbänder rechts und links neben der Wirbelsäule. Sind Stuhl- und Tischhöhe Ihrer Größe entsprechend? Die richtige Höhe ist dann gegeben, wenn Sie auf dem Stuhl aufrecht sitzen, mit den Kniekehlen die Stuhlkante berühren und die Füße platt auf dem Boden stehen. Die Oberschenkel sollen ganz auf der Sitzfläche des Stuhles aufliegen. Schreibtischhöhe ist dann richtig, wenn die Oberarme am Körper anliegend die Ellenbogenhöhe der

der Tischhöhe entspricht.

Liegen Sie auch richtig? Pardon, ist Ihre Matratze noch zeitgemäß? Erfahrungen haben gezeigt, daß im jungen bis mittleren Alter eine harte bzw. nicht zu weiche Matratze angebracht ist, während im höheren Alter eine etwas weichere Matratze förderlicher ist. Bei einer guten Matratze bleibt die Wirbelsäule in jeder Lage gerade. Und, springen Sie nicht morgens einfach aus dem Bett, machen Sie ein paar Streck- und Dehnübungen (wie Hund oder Katze). Lassen Sie sich für Ihre Übungen Zeit, und üben Sie nicht zu lange. Es ist besser, zehn Minuten täglich intensiv zu üben als einmal in der Woche 70 Minuten. Ziehen Sie bequeme Kleidung an, und üben Sie bei geöffnetem Fenster, atmen durch die Nase ein und durch den Mund wieder aus. Anfangs sollte jede Übung dreimal, später bis zu fünfmal durchgeführt werden. Die Übungen sollen mit dem Atemrhythmus in Einklang gebracht werden.

Einatmung = Entspannung

Ausatmung = Aktivität

Zwischenpausen zur Erholung sind wichtig und können durch Einflechten von Lockerungsübungen der Entspannung dienen.

Wirkungsvoller aber als jeder Hinweis sind Übungen praktisch durchgeführt.

Die Vielfalt der aufgezeichneten Bewegungsmöglichkeiten soll Verschleißerscheinungen vorbeugen, bereits bestehende Beschwerden lindern helfen. Bewegung ist für den umherlaufenden Kranken ebenso wichtig wie für den bettlägerigen. Der Kreislauf wird angeregt und der Stoffwechsel in Funktion gehalten. Bewegung kann nicht durch Medikamente ersetzt werden, hier muß der Mensch selbst etwas tun, und mit der Zeit wird jeder sogar Freude daran finden. Jeder kann sich selbst ein Programm zurechtlegen, wobei die Zeichnungen eine Hilfe sein können.

Für Bewegungen im Wasser ist das Schwimmen, das Rückenschwimmen günstig, während Brustschwimmen zu Verspannungen der Nacken- und Rückenmuskulatur führt. Günstig ist auch, wenn an Ihrem Ort am Warmbadetag im Schwimmbad eine Gymnastikstunde abgehalten wird.

Wandern, Radfahren, leichter Dauerlauf, Ski-Langlauf sind bei geeigneter Bekleidung auch geeignete Bewegungsmöglichkeiten.

Viele haben am Morgen Schwierigkeiten, aus dem Bett zu kommen. Wer hat die nicht?! Die Schwierigkeiten, die ich meine, sind das Aufstehen ohne Schmerzen. Dazu folgender Tip: Sie setzen sich aufrecht ins Bett. Drehen Sie Ihren Körper auf dem Gesäß als Drehlager mit leicht gehobenen Beinen zur Aussteigeseite. Jetzt lassen Sie die Beine bzw. Füße auf den Boden neben dem Bett und stehen auf. So belasten Sie nicht Ihre geplagten Bandscheiben. Was aber ist bei nächtlichen Rückenschmerzen zu tun? Erinnern wir uns der Embryolage, seitwärts gelegt und eingerollt. Oft sucht sich der Körper aber seine günstigste Lage selbst. Noch ein Wort zu Matratzen. Hart ist nicht immer gut. Während in jungen Jahren eine etwas stabilere Matratze angebracht ist, wird es mit zunehmendem Alter die Wirbelsäule danken, wenn sie etwas weicher liegen darf. Im Grunde aber ist es immer sehr wichtig, seine täglichen Haltungsgewohnheiten zu überprüfen und zu korrigieren. Nicht der teuerste Sessel ist der beste, und das große Kopfkissen im Bett ist mitunter schädlich, während eine Nackenrolle besser angebracht ist. Den akuten Rückenschmerzen kann man mal entgegenwirken, indem man sich ein gerolltes Oberbett unter den Bauch legt und eine Weile in dieser Dehnlagerung verbringt. Ein Stuhl kann ein Ersatz für ein "Streckgerät" sein. Umgekehrt ist ein Stuhl eine Rückenstütze usw.

Auch das Nichtstun richtig tun !

Für den müden und schmerzenden Rücken ist Entspannung Gold. So wird der Rücken unter Vermeidung von allem Druck entlastet. Fünf bis 25 Minuten in einer dieser Stellungen verharren!

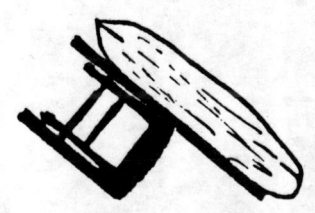

Als Rückenstütze kann ein umgekehrter Stuhl dienen, bepackt mit einem nicht zu dicken Oberbett.

Sie können einen Stuhl auch für Extensionen, pardon: Streckungen, benutzen, um der geplagten Lendenwirbelsäule und den gepreßten Bandscheiben wieder "Luft" zu geben. Es ist ganz einfach.

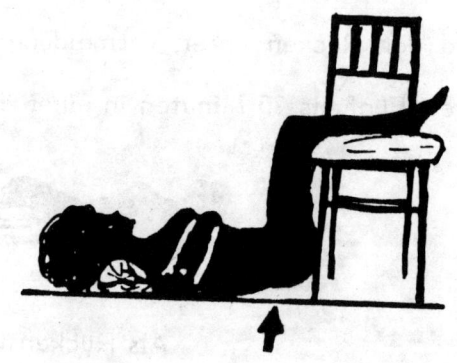

AUFBAU DES WIRBELKÖRPERSKELETTS

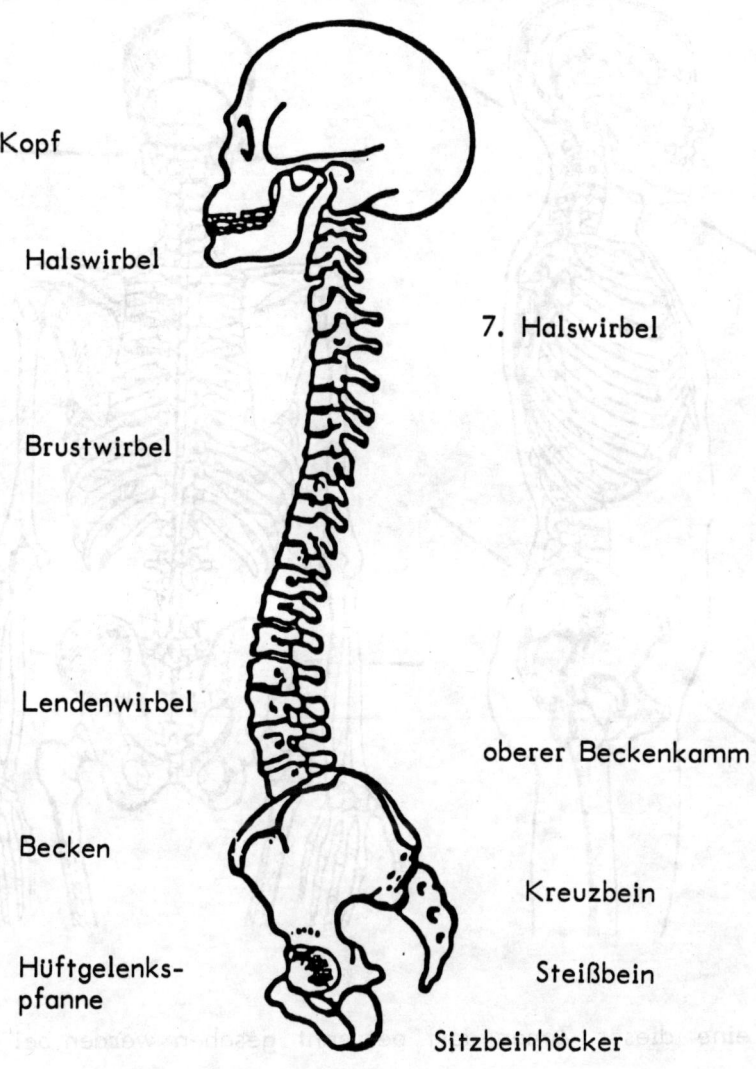

Kopf

Halswirbel

7. Halswirbel

Brustwirbel

Lendenwirbel

oberer Beckenkamm

Becken

Kreuzbein

Hüftgelenks-
pfanne

Steißbein

Sitzbeinhöcker

Schwache Zonen im Rücken

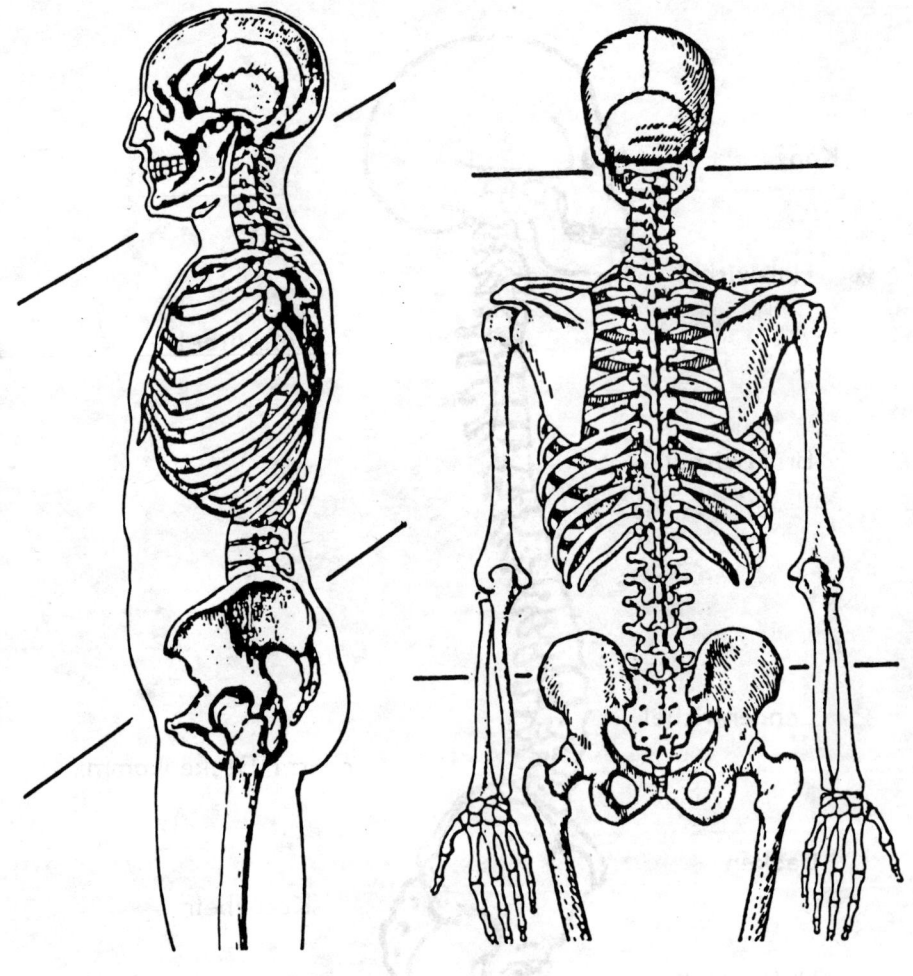

Keine dieser Zonen darf getrennt gesehen werden bei krankhaften Geschehen in der Wirbelsäule.

Schematisierte Darstellung der Rückenabschnitte mit nervaler Versorgung der Segmente (rechts) und der Störungsmöglichkeiten bei Veränderung der Wirbelsäule, links im Bild sichtbar.

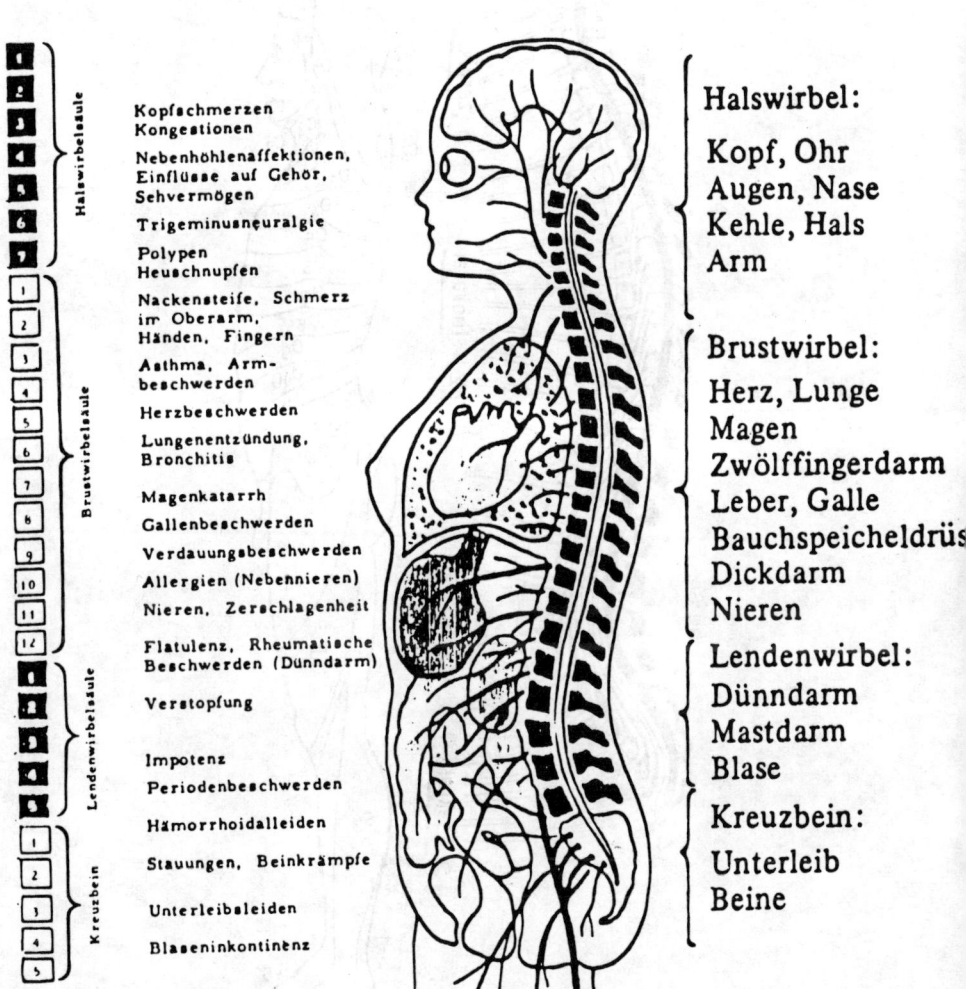

Halswirbelsäule

Kopfschmerzen
Kongestionen

Nebenhöhlenaffektionen, Einflüsse auf Gehör, Sehvermögen

Trigeminusneuralgie

Polypen
Heuschnupfen

Nackensteife, Schmerz im Oberarm, Händen, Fingern

Asthma, Armbeschwerden

Herzbeschwerden

Lungenentzündung, Bronchitis

Magenkatarrh

Gallenbeschwerden

Verdauungsbeschwerden

Allergien (Nebennieren)

Nieren, Zerschlagenheit

Flatulenz, Rheumatische Beschwerden (Dünndarm)

Verstopfung

Impotenz
Periodenbeschwerden

Hämorrhoidalleiden

Stauungen, Beinkrämpfe

Unterleibsleiden

Blaseninkontinenz

Brustwirbelsäule

Lendenwirbelsäule

Kreuzbein

Halswirbel:
Kopf, Ohr
Augen, Nase
Kehle, Hals
Arm

Brustwirbel:
Herz, Lunge
Magen
Zwölffingerdarm
Leber, Galle
Bauchspeicheldrüs
Dickdarm
Nieren

Lendenwirbel:
Dünndarm
Mastdarm
Blase

Kreuzbein:
Unterleib
Beine

SEGMENTSCHEMA

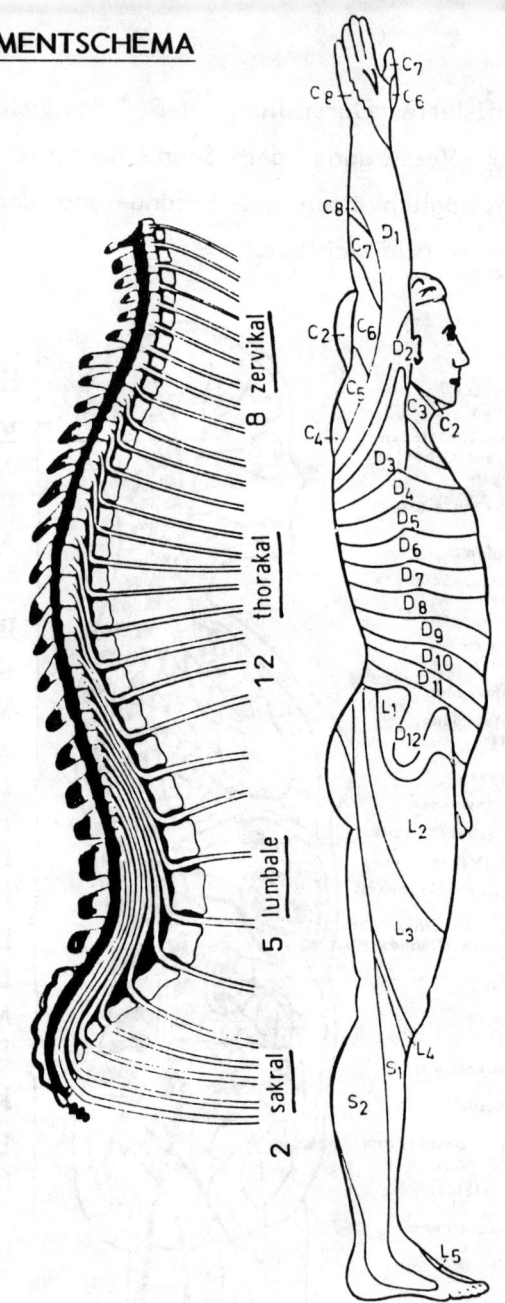

20

Einwirkungen der Wirbelsäule auf innere Organe
1-7 sind Halswirbel, 1-12 die Brustwirbel, 1-5 Lendenwirbel, 1-5 Kreuzbeinwirbel (verwachsen).

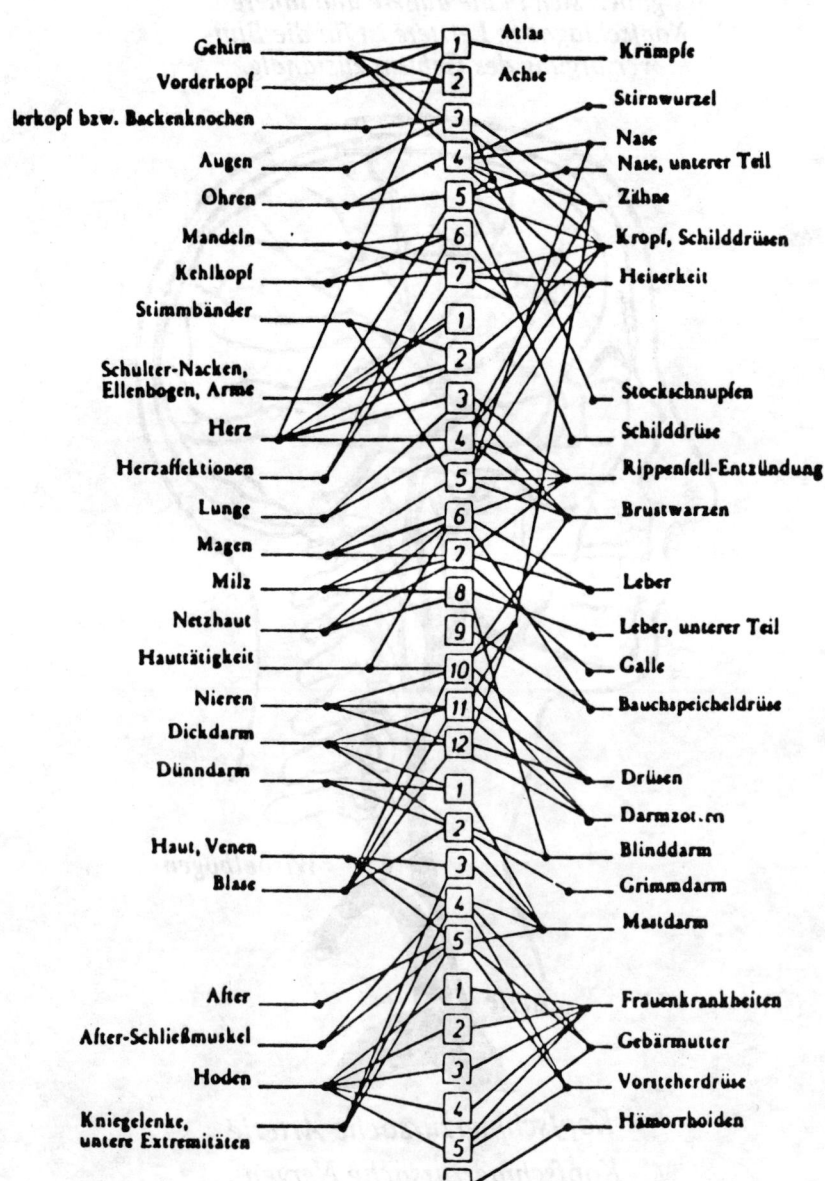

Die zum Kopf führende Halsschlagader gabelt sich in die äußere und innere Kopfschlagader. Letztere ist für die Blutversorgung des Gehirns zuständig.

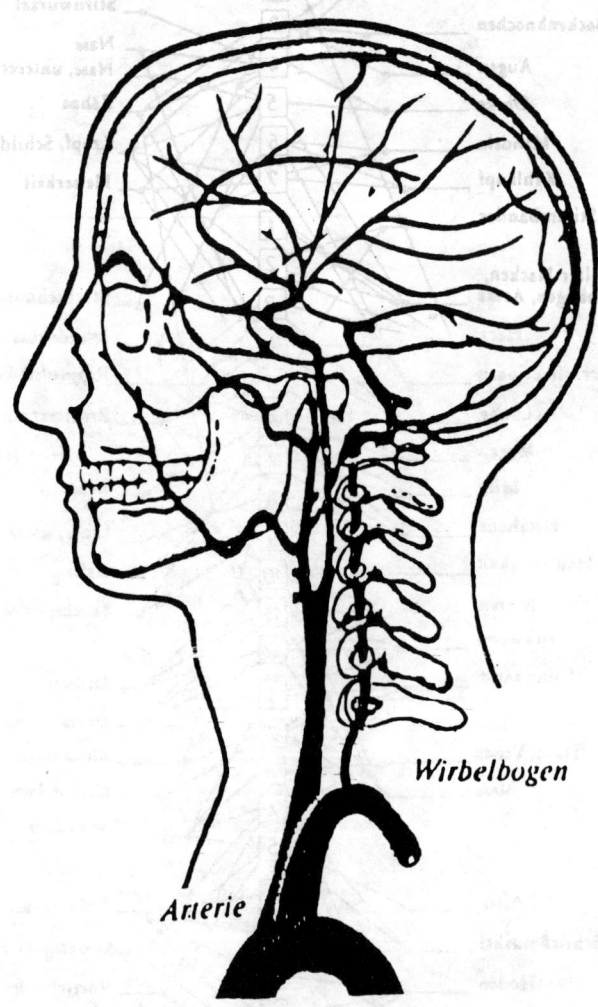

Wirbelbogen

Arterie

Kopfschmerzursache Arterie
Kopfschmerzursache Nerven

So wie man extreme Bewegungen des Streckens und Beugens in der Wirbelsäule meiden sollte, so sind auch einige immer noch hier und da frappante Fehler in der Gymnastik. Gemeint ist hier dieses ominöse Kopfkreisen. Oft berichten Teilnehmer, daß sie am Tag danach Kopfschmerz, Schwindelgefühl, eine gewisse Leere im Kopf und vieles andere mehr verspürt, und dann auch alleine das Kopfkreisen abgesetzt haben. Was war geschehen? Nun, durch das "Wirbelloch" der Halswirbelsäule ziehen Nerven und kleine, den Hinterkopf versorgende Arterien. Diese werden durch die Drehbewegungen gedehnt und gestreckt, mehr als gut wäre. Dies führt zur Irritierung der Nerven und zur Verengung der Arterien. Auch kann der Blutdruck bisweilen sogar erhöht werden.

Um das zu vermeiden, werden wir das Kopfkreisen aus unserem täglichen Gymnastikplan streichen.

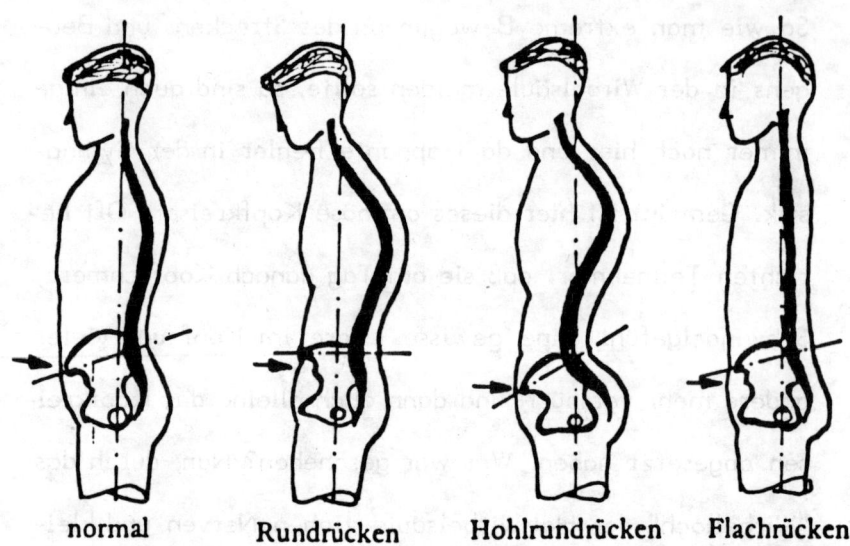

| normal | Rundrücken | Hohlrundrücken | Flachrücken |

Beim Rundrücken ist der Brustwirbelbereich stark nach rückwärts gebogen = übersteigerte Kyphose. Entstehung durch Haltungsfehler oder Erkrankung der Wirbelsäule selbst.

Der Hohlrundrücken ist überwiegend bei der Beckenvorneigung, auch durch Haltungsfehler entstanden, zu finden.

Beim Flachrücken ist die normale Biegung der Wirbelsäule verlorengegangen, z. B. durch Erkrankungen.

Bei allen Rückengeschehen ist großer Wert auf die Füße und das richtige Schuhwerk zu legen.

AUFHEBEN EINES SCHWEREN GEGENSTANDES

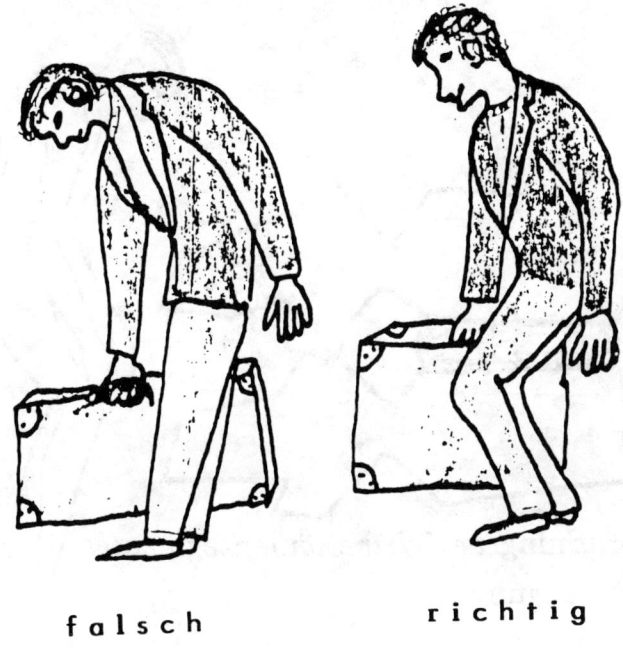

f a l s c h   **r i c h t i g**

Falsche Tragegewohnheiten führen zu Haltungsschäden. Gegenstände vom Boden nie über die Rückenmuskulatur aufheben, diese ist zu schwach. Gehe in die Knie und benutze als Kraft die starken Oberschenkelmuskeln. Der Rücken wird es zu danken wissen, die Wirbelsäule und die Bandscheiben werden geschont.

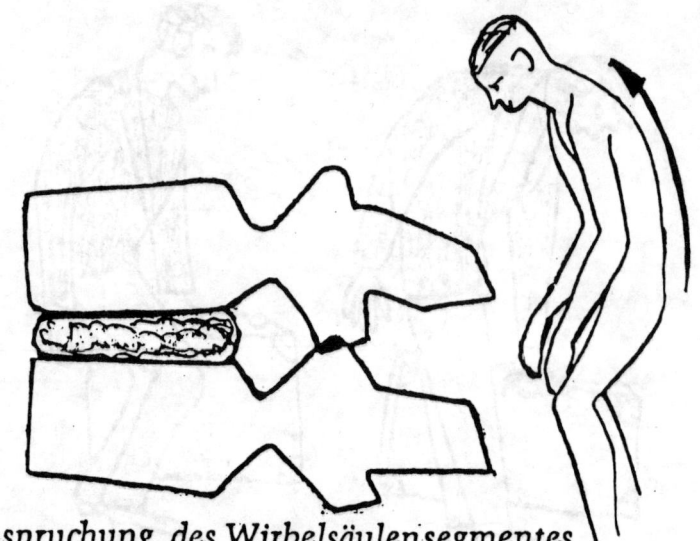

Beanspruchung des Wirbelsäulensegmentes
bei Vorbeugung...

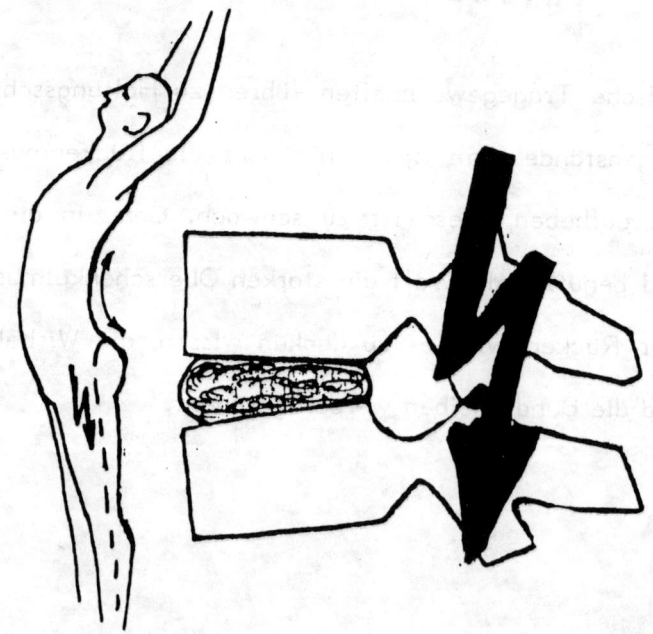

... und bei Rückenneigung der Wirbelsäule

26

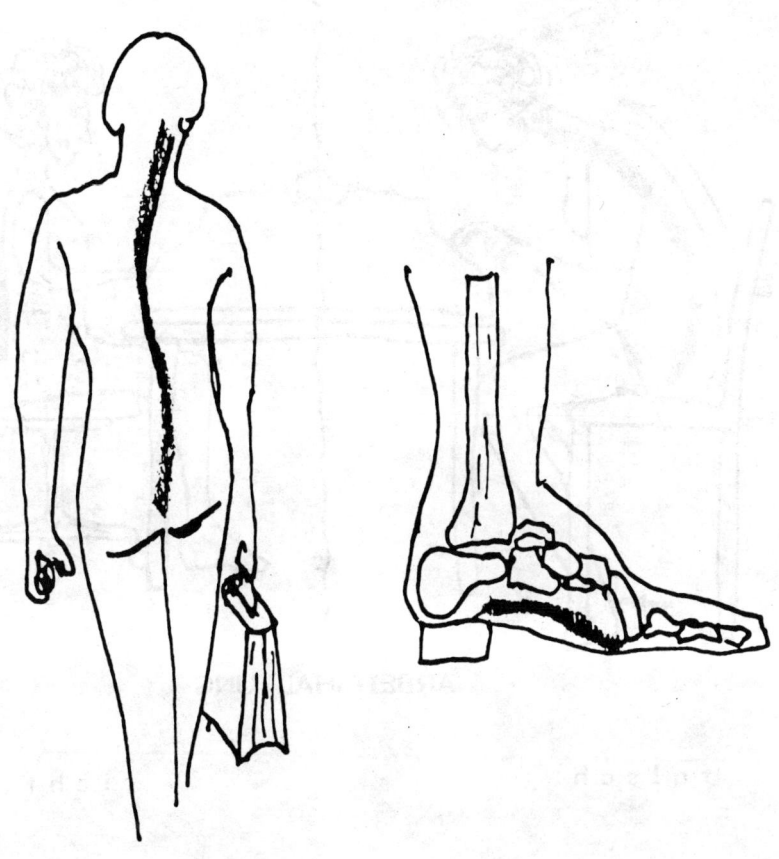

Fehlbelastungen = Fehlstellungen

oder

Fehlstellungen = Fehlbelastungen

Beachte die Füße, das Schuhwerk, die Haltungsgewohn-

heiten der Füße und Beine bei den verschiedenen Kör-

perhaltungen.   Schalte einseitige Belastungen aus.

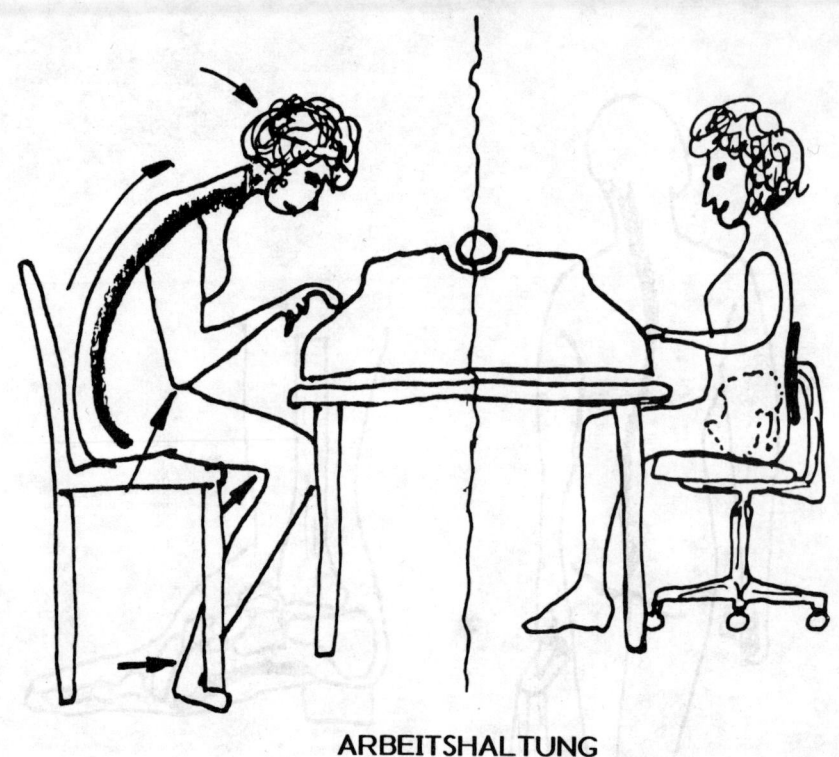

ARBEITSHALTUNG

falsch

richtig

Bei richtiger Arbeitshaltung sind Becken und Wirbelsäule ausgerichtet, Ober- und Unterschenkel bilden einen Winkel von 90°, die Füße stehen plan auf dem Boden. Unter- und Oberarm sind gegeneinander um 90° angewinkelt. Die Sitzhöhen und der Arbeitstisch sind entsprechend auszurichten.

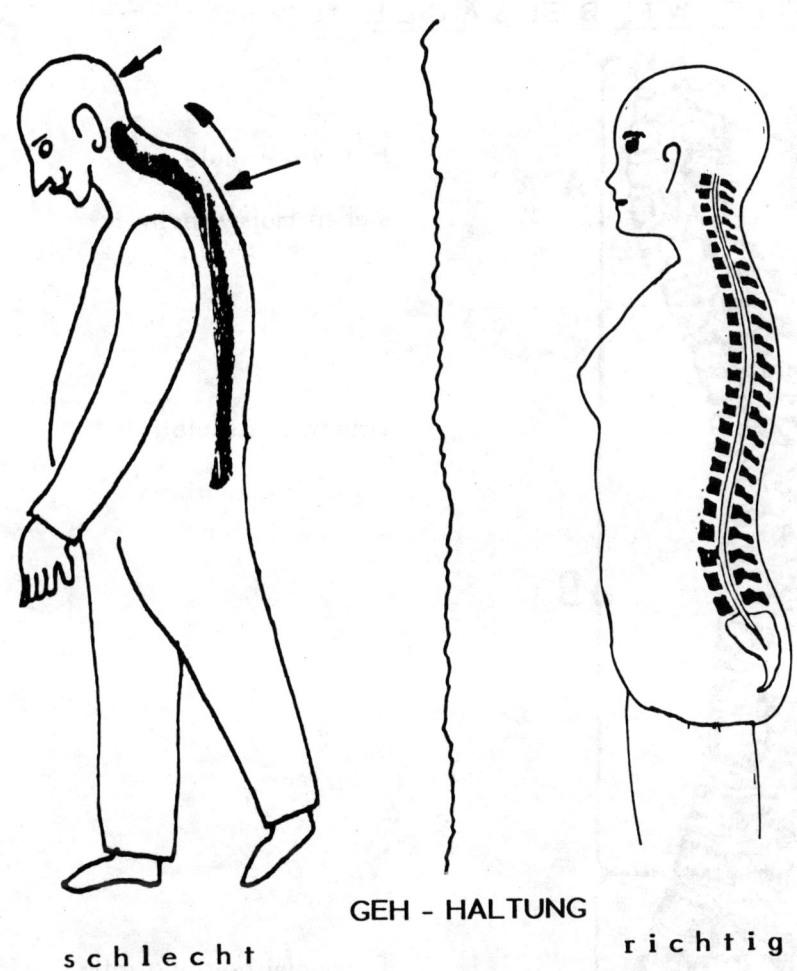

GEH - HALTUNG

s c h l e c h t   r i c h t i g

So sollte es aussehen: der Rücken soll aufrecht gehalten werden, damit eine anatomisch ausgewogene Skelett-statik dem ganzen Körper genügend Haltung verleiht. Es ist leichter, in gerader Haltung zu stehen oder zu laufen als in gebückter.

DIE WIRBELSÄULE

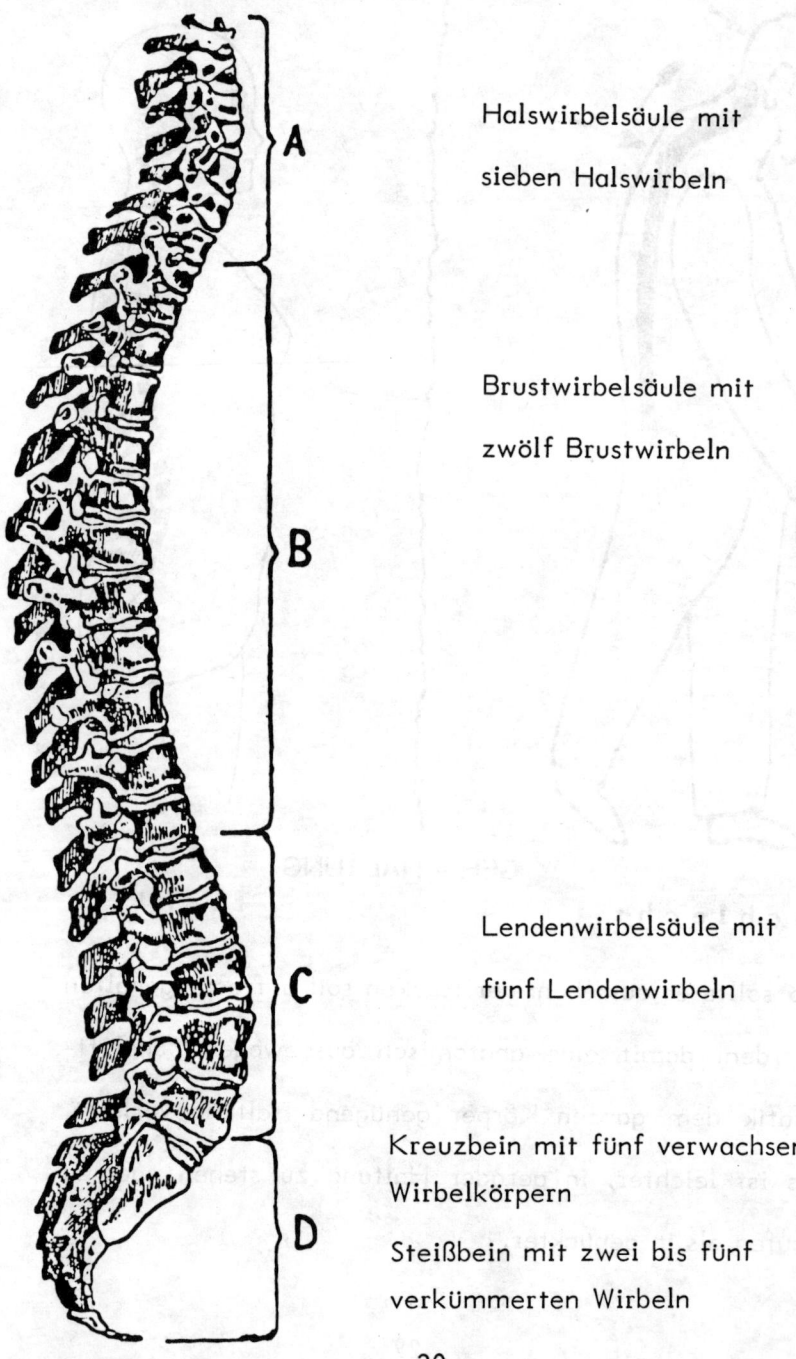

A   Halswirbelsäule mit
sieben Halswirbeln

B   Brustwirbelsäule mit
zwölf Brustwirbeln

C   Lendenwirbelsäule mit
fünf Lendenwirbeln

D   Kreuzbein mit fünf verwachsenen
Wirbelkörpern
Steißbein mit zwei bis fünf
verkümmerten Wirbeln

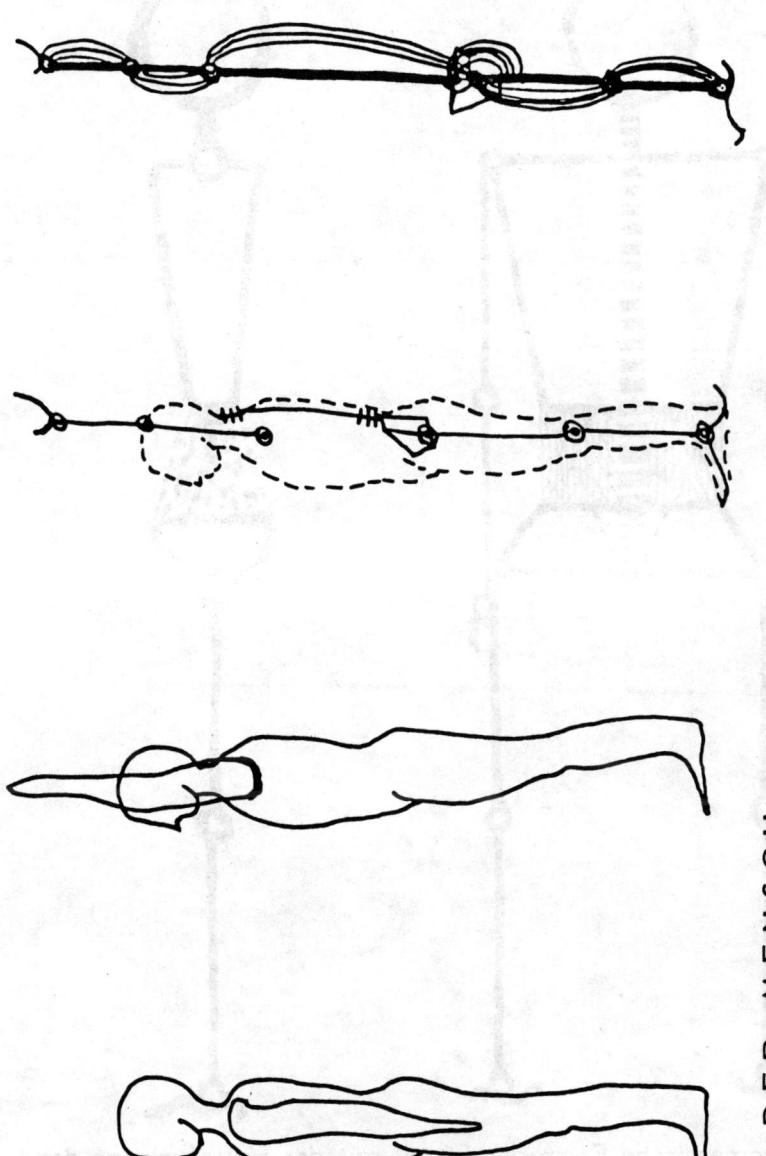

DER MENSCH

in aufrechter Haltung, Statik und Muskelzug

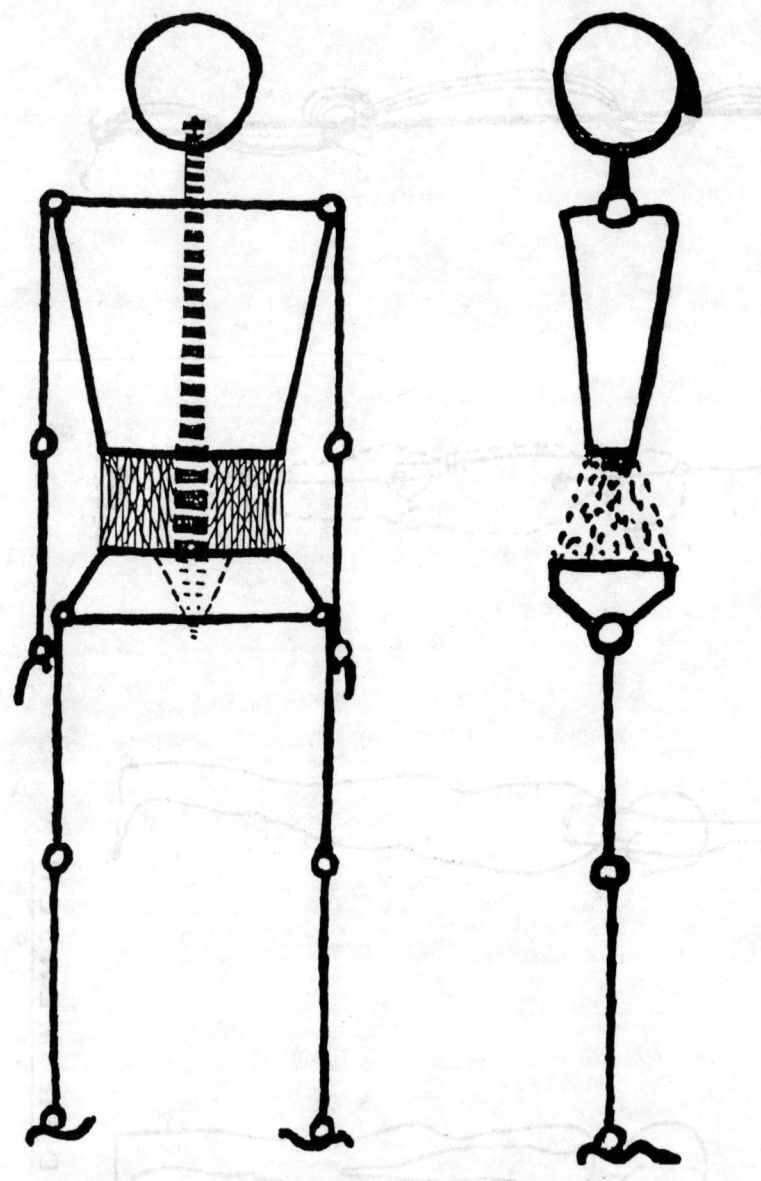

Geometrische Form der Statik mit der Haltefunktion der

Bauchmuskulatur

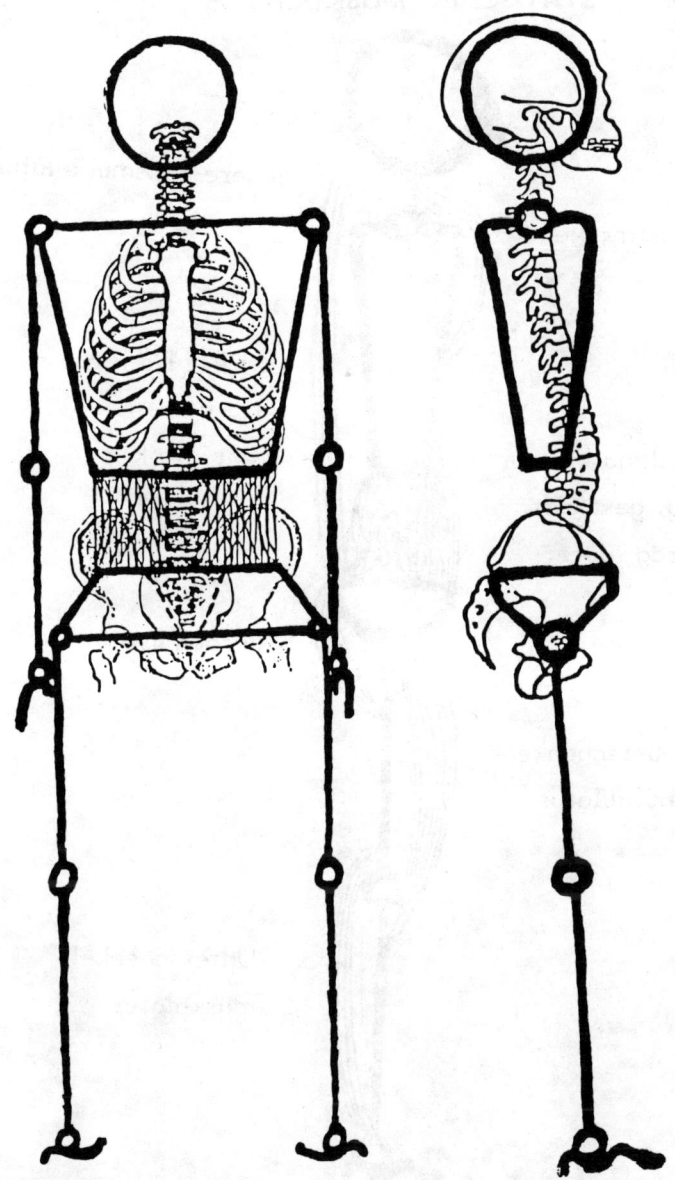

Geometrische Form der Statik, eingelassen die Skelett-

teile zur besseren Ansicht

DIE "STATISCHE MUSKULATUR"

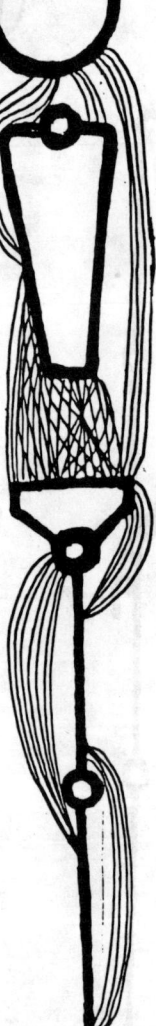

innere Halsmuskulatur

Brustmuskeln

d i e   l a n g e n
R ü c k e n -
s t r e c k e r

Bauchmuskulatur
lang, gestreift,
schräg, quer

Gesäßmuskeln

Oberschenkel-
muskulatur

Unterschenkel-
muskulatur

Führen Sie die Gymnastik nicht mit allem Ernst durch, sondern gelockert und entspannt. Es ist Ihnen sicher bekannt, daß die psychische Einstellung positiv, aber auch negativ auf den Körper einwirkt. Daher ist es ungünstig, streßgeplagt die Übungen zu beginnen. Hier hilft vorab ein kleiner Spaziergang, ein Bad, einige Minuten liegen und vieles mehr zu entspannen und entkrampfen; die Bereitschaft für die Übungen ist dann günstiger. Nun wird auch verständlich sein, daß Rückenbeschwerden in einer untrennbaren Einheit mit dem "inneren Befinden", der Psyche, zusammenhängen. So können auch Verspannungen in den psychosomatischen Behandlungen gewürdigt werden.

Nur mit Gymnastik alleine stellt sich der Erfolg noch nicht automatisch ein. Einige Punkte sollten auch noch Beachtung finden. Hier das als Ursache an erster Stelle zu nennende Körpergewicht. Als Gesellschaftsproblem erkannt, weiß die Medizin als mögliche Ursache eine nervale Fehlsteuerung der Hypophyse und des limbischen Systems im Gehirn, eine Störung der biochemischen Steuerung, z. B. Schilddrüse, dann noch die bewußte Steuerung zu nennen. Diese Punkte sind medizinisch abzuklären. Was Sie unbedingt beachten sollten, ist, daß Gymnastik nur mit erwärmtem Körper stattfinden soll.Einen weiteren Schritt zum Erfolg gibt uns die Beachtung der "Haltung". Halte den Körper aufrecht! Zu achten ist auch auf die richtige Kleidung, und die beginnt mit dem richtigen Schuhwerk. Denn die Haltung des Körpers ist von der richtigen Fußstellung abhängig.

Für die Durchblutung der Gelenke hat sich bei nicht entzündlichen Vorgängen die Anwendung von Heißluft, insbesondere auch Infrarotlichtbestrahlung, Wärmepackungen, Rubefazientien = Salben, die eine örtliche Rötung durch Mehrdurchblutung hervorrufen, bewährt. Entzündliche Vorgänge werden meist mit der Kältetherapie angegangen. Auf jeden Fall ist hier medizinische Abklärung erforderlich, bevor Sie sich selbst mehr schaden als nutzen. Viele Bewegungsübungen setzen einfach neben dem gesunden Kreislauf und Nervensystem auch einen relativ gesunden Bewegungsapparat voraus. Üben Sie deshalb nur, was Sie können und was keine Schmerzen bereitet.

Bei den Übungen ist bereits die Spannung ohne Gelenkbewegung, und Entspannung = "isometrische Übung" von Erfolgen gekrönt. Es wird durch Anspannen und Loslassen die Muskulatur wie eine Pumpe betätigt und bewirkt eine Kreislaufanregung sowie Zuführung frischen Blutes; Schlackenstoffe, die zu Spannungen und Verhärtungen geführt haben, werden mit abgeschwemmt. Diese Übungen sollen auch beim Bettlägerigen angewandt werden in Verbindung mit passiven Bewegungsübungen, sofern dies medizinisch erlaubt ist. Passive Bewegung heißt: die Bewegung führt der Übende nicht selbst durch. Er wird in den Möglichkeiten der anatomischen Verhältnisse extern, von außen, bewegt.

Klapp´ sche Kriechübungen, sie werden noch erwähnt in der praktischen Durchführung, sind bei Haltungsfehlern der Wirbelsäule unentbehrlich und gehören in das Programm der Wirbelsäulengymnastik. Es wird sowohl eine Lockerung und daraus resultierend eine Korrektur der Wirbelsäule erreicht. Die Dehnung des Brustkorbes führt zu einer Vergrößerung des Atemvolumens. Eine erschlaffte Wirbelsäulenmuskulatur, speziell die Längsbänder rechts und links neben der Wirbelsäule, bekannt als die langen Rückenstrecker mit Ansatz am Hinterkopf und Kreuzbein/Beckenkamm, werden gestärkt. Ganz besondere Beachtung für die Haltung gehört dem Training der Bauchmuskulatur. Hier sind Übungen in Rückenlage, Seitenlage, Vierfüßlerstand hervorragend geeignet.

UNTERSCHIEDE DER ÜBUNGEN

- **Lockerungsübungen,** die auch zwischen den anderen folgenden Übungen eingeschaltet werden sollten

- **Entspannungsübungen,** wie Hund und Katze dies tun

- **Widerstandsübungen,** z. B. an der Wand

- **Schwingübungen** mit einem Besenstiel, Handfeger oder dergleichen

- **Halteübungen,** meist mit Partnerhilfe

- **Kräftigungsübungen,** ebenfalls häufig mit Partner

- **Streckungen,** ähnlich wie Dehnübungen

- **Beugungen,** in den physiologisch-anatomischen Möglichkeiten

- und - ebenso wie vor - **Rotationen**

- **Isometrische Übungen,** wie bereits erwähnt

NICHT DURCHFÜHREN SOLLTEN SIE

- Kopfkreiselungen, hier rufe ich zur Erklärung das Bild in diesem Buch in Erinnerung zu den möglichen Kopfschmerzursachen

- Bewegungen nach rückwärts schädigen die Lendenwirbelsäule, ein Hohlkreuz findet hier verstärkende Wirkung

- Schnelligkeitsübungen, sie bedingen oft ein unnötiges Zerren der Muskeln, Sehnen, Bänder und belasten die Gelenke. Auch die "ruckartig" durchgeführte Chiropraktik führt zu unnötiger Belastung, Zerrung und Überdehnung

Alle Übungen sollten langsam mit normaler Atmung durchgeführt werden. Versuchen Sie auch einmal, bei den Übungen zu lachen, um zusätzliche Entspannung und mehr Freude zu finden.
Warum das dubiose Kopfkreisen aus den Übungen verbannt werden sollte, dürfte hinsichtlich der möglichen enormen Nebenschäden weitgehend Einsicht gefunden haben. Fachärzte wie auch der Deutsche Sportbund weisen immer wieder auf die Schädlichkeit dieser "Un"-Sportart hin.
Ebenso sind hüpfende Bewegungen einer Wirbelsäule, den Bandscheiben und Bändern nicht zuträglich. Zu den Wirbelsäulenübungen in verschiedenen Ebenen sei auch die Seitwärtsneigung zu erwähnen. Hier werden enorme Scherkräfte auf die Bandscheiben und die Faserkonstruktion ausgeübt. Zusammen mit anderen Faktoren kann dies zur Lageveränderung der Bandscheiben und des Bandapparates führen. Darum sind diese Übungen aus dem Übungsprogramm zu streichen.
Oft werde ich gefragt, warum die Übungen langsam durchgeführt werden sollen. Kurz eine Erklärung:
Die tonischen, roten Muskelfasern sind die Haltemuskeln, statischen Aufgaben gewidmet, also für die Körperhaltung geeignet, und reagieren günstig auf langsame Bewegungen. Demgegenüber sind die phasischen, hellen Muskelfasern für die Bewegung des Körpers ausgerichtet.
Wollen wir also unsere Körperhaltung verbessern helfen, sollten wir langsam trainieren.

Durch Fehlhaltung, falsche Belastung oder veränderte
Statik der Wirbelsäule kann sich der obere Halswirbel
verdrehen oder sogar abgleiten. Kopfschmerz, Migräne,
Schwindel, Durchblutungsstörungen sind die Folgen.

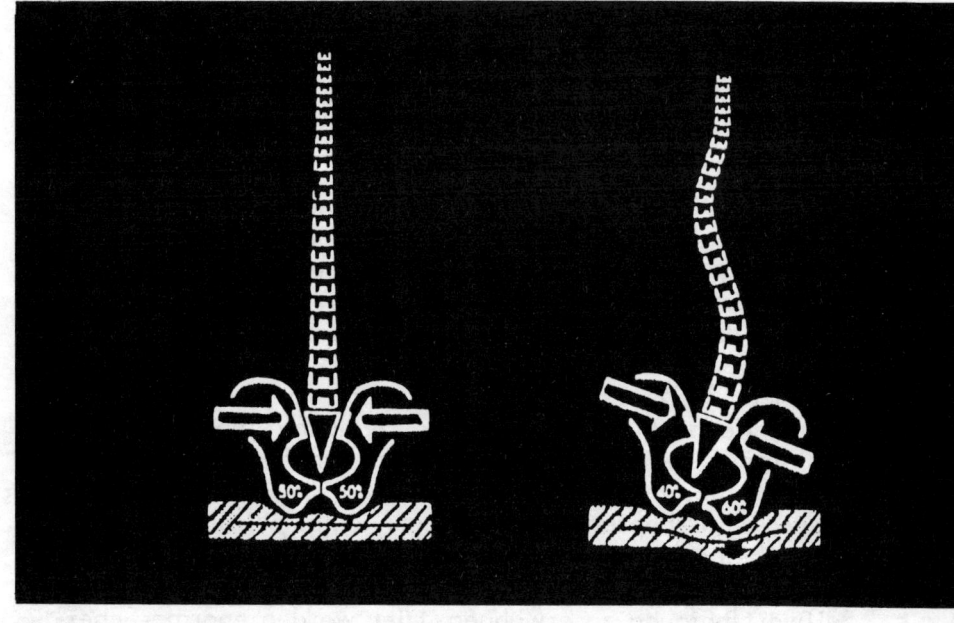

richtiges Sitzen   **falsches Sitzen**

Durch Fehlhaltung, falsche Belastung oder veränderte
Statik der Wirbelsäule kann es im Kreuzbein zu Schief-
stellungen kommen. Das Gefühl, ein Bein sei länger als
das andere, tritt ein. Man glaubt, "schief" zu stehen.
Die Schuhsohlen laufen ungleich ab.
Die Wirbelsäule verkrümmt sich in der gesamten Länge
bis zum obersten Halswirbel.

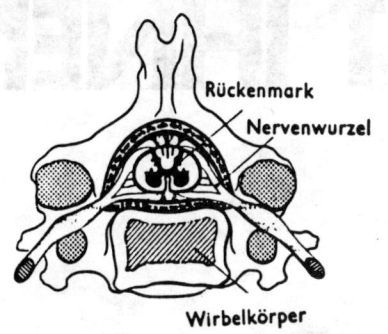

Wirbelquerschnitt
mit Rückenmark

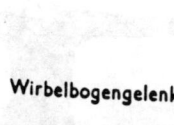
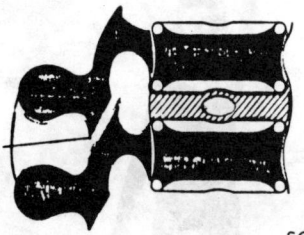

Wirbelgelenk mit
Bandscheibe

seitlich betrachtet

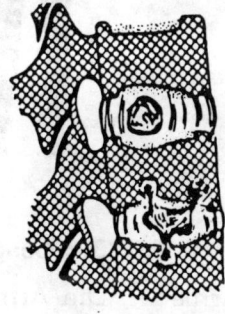

Bandscheibe dringt in den be-
nachbarten Wirbelkörper ein.Ner-
ven werden berührt und irritiert.
Schmerzen entstehen.

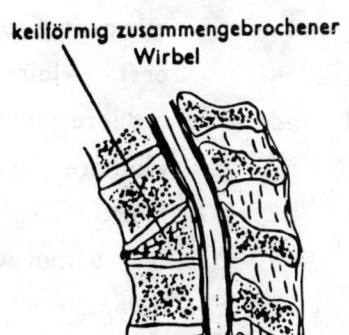

Durch Kalkarmut entstandene
Wirbelsäulenverkrümmung. Häu-
figes Vorkommen nach den Wech-
seljahren.

41

DAS HILFT IHNEN

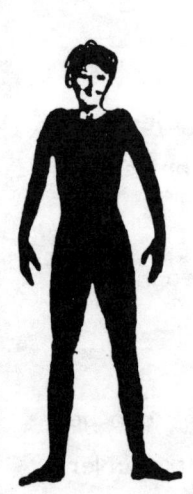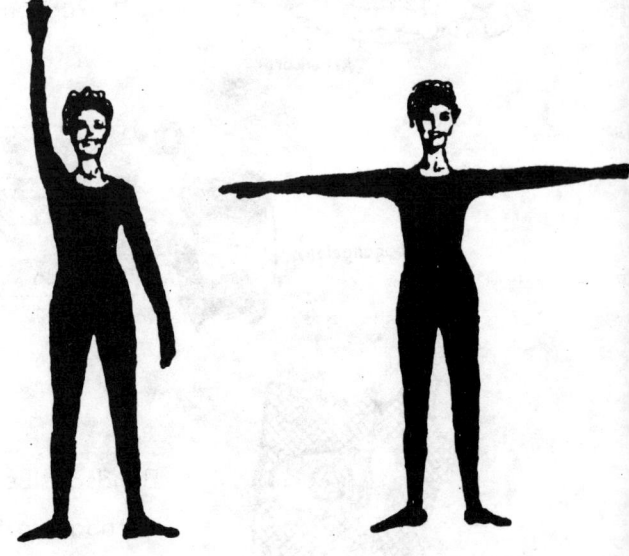

1. Übungsbeginn:
Ziehe die Schultern hoch bis zu den Ohren und den Kopf dabei ein, löse langsam wieder.
3 - 5 mal wiederholen.

2. Übung:
Schwinge die Arme locker vor und zurück.
10 -15 mal wiederholen.

3. Übung:
Die Arme seitwärts strecken. Kreise zuerst kleine, dann größere und wieder kleinere bis zum Halt.
5 - 8 mal wiederholen.

Kopfübungen
bei Nacken- und/oder Schulterschmerzen

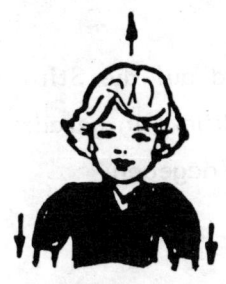

Dehnübung

Der Kopf wird gerade nach oben gestreckt, die Schultern nach unten gezogen.

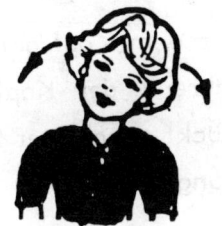

Beweglichkeitsübung

den Kopf gerade nach rechts und links neigen.

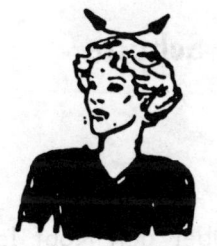

Beweglichkeitübung

Den Kopf gerade nach rechts und links drehen, "über die Schultern sehen".

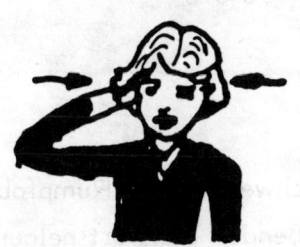

Kräftigungsübung

Mit der rechten/linken Hand abwechselnd gegen die Schläfen drücken und mit gleichem Druck den Kopf gegendrücken, der Kopf bleibt dabei in gerader Haltung.

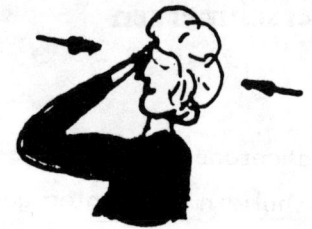

Kräftigungsübung für die Nacken-muskeln
Die flache Hand auf die Stirn drük-ken, der Kopf drückt in gerader Hal-tung gleichfalls dagegen.

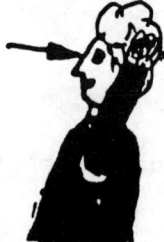

Kräftigungsübung
Wobei beide Hände hinter dem Kopf gefaltet werden und ziehen, während der Kopf mit gleicher Kraft dagegendrückt. Auch hier bleibt der Kopf in gerader Haltung.

Kopf- und Schulterübungen gegen Schulter-Nacken-Beschwerden.

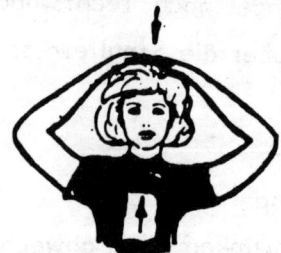

Kräftigungsübung
Die Hände gefaltet über den Kopf legen mit dem Kopf kräftig gegendrücken.

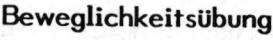

Beweglichkeitsübung
Durch Drehen und Schwenken des Rumpfober-teiles sowie anschließenden Seitwärtsneigungen mit Drehungen.

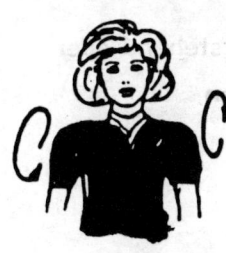

Beweglichkeitsübung

Durch Kreisen der Schultern abwechselnd links und rechts sowie mit beiden gleichzeitig, und vor- bzw. rückwärtigen Bewegungen.

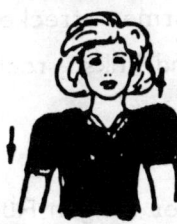

Beweglichkeitsübung

durch Hochziehen der Schultern rechts oder links bzw. gemeinsam.

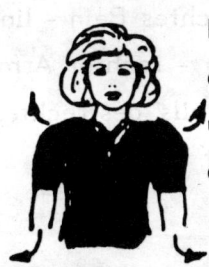

Dehnungsübung

die Schultern werden nach rückwärts gedreht und die Hände nach den Außenseiten ausgedreht.

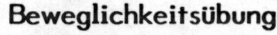
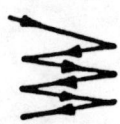

Beweglichkeitsübung

nach bildhaftem Vorstellungsvermögen, hier mit der Nase die Zickzacklinien ziehen von oben nach unten, seitwärts und horizontal.

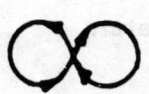

Beweglichkeitsübung

durch Beschreiben einer Acht, die an eine Wand gemalt ist; nach Möglichkeit in alle Richtungen durchführen.

Rumpfübungen, die bei Rückenschmerzen stehend oder liegend durchgeführt werden können
Dehnübung,

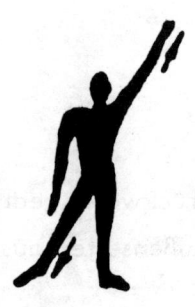

Dehnübung

stehend oder liegend, Arme strecken, gleichzeitig und abwechselnd links - rechts

Dehnübung

diagonal zur Kräftigung der langen Rükkenstrecker sowie bei verschobener Wirbelsäule. Abwechselnd rechtes Bein - linker Arm und linkes Bein - rechter Arm. Die Beinhaltung des jeweils gestreckten Beines berührt dabei nicht den Boden.

Beweglichkeitsübung

es dreht jeweils der Oberkörper nach links, der Unterkörper nach rechts, die Kopfhaltung ist entgegengesetzt.

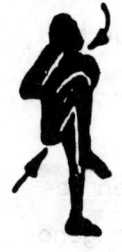

Beweglichkeitsübung

Die Hände sind im Nacken verschränkt, die Ellenbogen zeigen nach vorne. Abwechselnd wird jetzt das rechte Knie zum linken Ellenbogen und umgekehrt hochgezogen. Der Körper bleibt dabei in gerader Haltung.

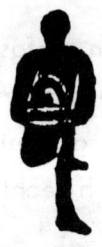

Beweglichkeitsübung

Das rechte oder linke Knie wird mit beiden Händen umfaßt und mit einem leichten Ruck zur Brust gezogen, wobei der Kopf in jeweils entgegengesetzte Richtung gedreht wird.

SPEZIELLE RÜCKENÜBUNGEN

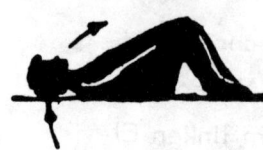

Diese Übungen sehr langsam durchführen !!!

Kräftigungsübung

Der Körper wird auf den Boden gedrückt, dann wird der Kopf angehoben. Danach die Schultern mit der oberen Wirbelsäule langsam zurückgehen lassen.

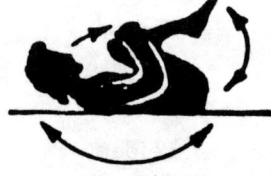

Beweglichkeitsübung

Die Knie mit beiden Händen umfassen und an den Brustkorb ziehen. Nun schaukelnde Bewegungen mit und ohne Körperdrehung nach rechts und links ausführen.

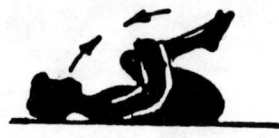

Dehnungsübung

durch Strecken und Anziehen.

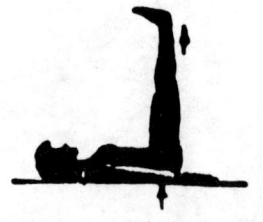

Kräftigungsübung

Die Beine strecken und das Gesäß anheben.

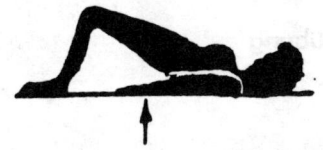

Lockerungsübung

Gesäß anheben und leichte Bewegungen nach rechts und links ausführen, auch schaukeln.

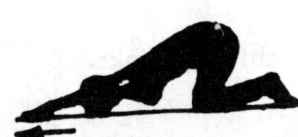

Dehnungsübung

Hier ist eine Hilfsperson erforderlich, die am Unterschenkel Halt gibt, während der Körper mit gestreckten Armen, mehr oder weniger den Boden berührend, nach vorne geht.

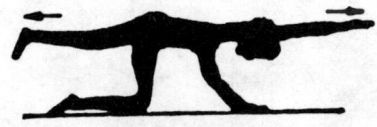

Dehnübung

mit diagonaler Streckwirkung, abwechselnd durchführen; linker Arm und rechtes Bein sind gestreckt und umgekehrt.

ÜBUNGEN FÜR DEN KÖRPER

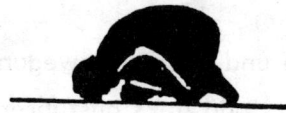

Entspannungsübung

Das Päckchen

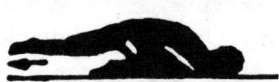

Dehnungsübung

Abwechselnd rechts und links.

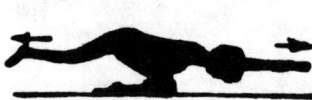

Dehnungsübung

Rechts - links, mit diagonaler Wirkung, abwechselnd.

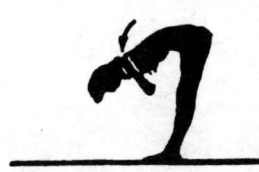

Kräftigungsübung

für die langen Rückenstrecker.

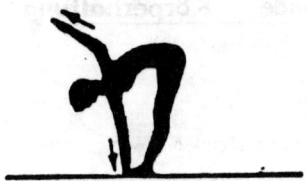

Lockerungsübung

Hier bei jeder Übung wieder in die Aufrechte gehen sowie abwechseln.

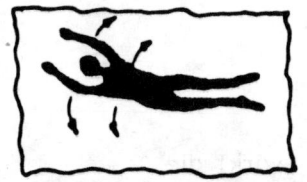

Bei dieser Übung ist eine Hilfsperson erforderlich zum Halten des Unterschenkels, günstig für den Erfolg der Übung. Hier wird die Rücken- und seitliche Rumpfmuskulatur gekräftigt.

Kräftigungsübung in der Seitenlage in Abwechslung rechts und links. Hier wird das linke gebeugte Knie gegen die rechte Hand gedrückt. Das rechte Bein gestreckt und der linke Arm drückt neben dem Körper auf die Unterlage.

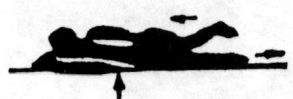

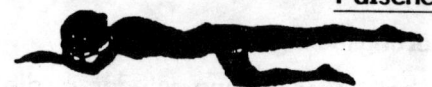

Ein Hohlkreuz bleibt, ja verstärkt
sich noch, auch wenn Hüfte und Knie
gebeugt sind.

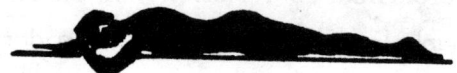

Ebenfalls   verstärkend   wirkt die
Bauchlage, zusätzlich ermüden Nak-
ken und Schultern.

Ermüdend wirken auch zu hohe Kissen.

Diese   Rückenlage   verstärkt ebenfalls ein vorhandenes Hohlkreuz.

KÖRPERHALTUNGEN IM TÄG-
LICHEN LEBEN

falsch   **richtig**

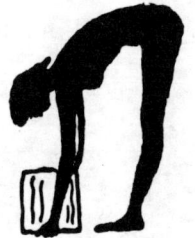 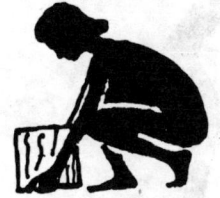

Gegenstände in vorgeneigter Haltung
mit gebeugten Knien anheben. Die
Oberschenkelmuskulatur ist kräftiger
und geeigneter als die langen Rük-
kenstreckermuskeln, die nur sehr
schmal sind.

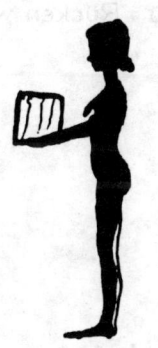 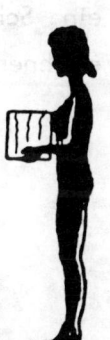

Außerdem: schwere Gegenstände kör-
pernah tragen. Im Zweifelsfall eine
Hilfsperson in Anspruch nehmen. Ver-
teilte Last ist leichtere Last.

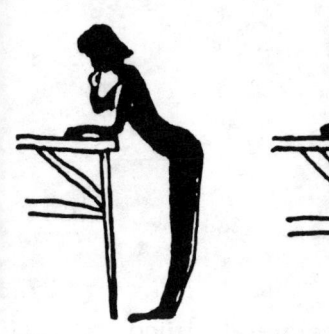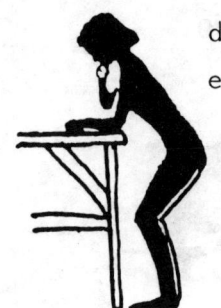

Ist die Haltung vorgeneigt, dann die Knie leicht anbeugen - das entlastet.

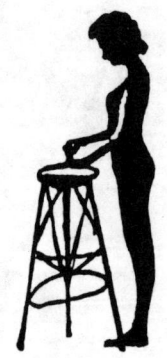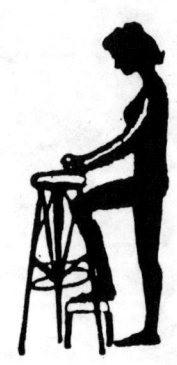

Nützlich zur Entlastung ist auch ein Schemel. Ihr Rücken wird es Ihnen danken.

Richtiges Stehen hilft, **Schmerzen zu vermeiden.** In jeder Situation auf die Haltung achten. Der Kopf ist erhoben, der Rücken gestreckt und gerade.

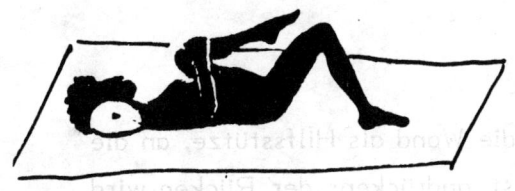

angezogene Knie, zur Entlastung des Nakkens eine kleine Rolle.

Die Knie bis zur Brust anziehen, den Kopf leicht anheben, wieder senken bis zur entspannten Liegestellung.

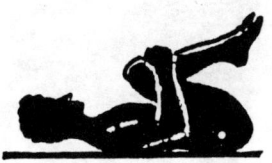

Nun die Knie bis zur Brust anziehen. Bauchmuskeln anspannen. Das "Kreuz" gegen den Boden drücken; so verbleiben Sie kurz in dieser Stellung, um dann wieder in die Ausgangsstellung zurückzugehen.

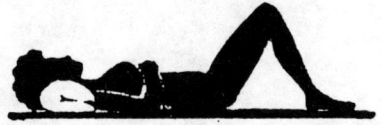

Hier dient die Wand als Hilfsstütze, an die Sie sich fest andrücken; der Rücken wird so "begradigt".

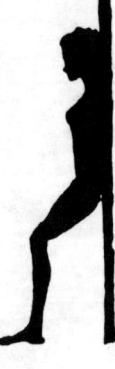

Nun lassen Sie die Füße nach vorne gleiten, bleiben aber mit dem Rücken an der Wand in fester Bindung. Dann gehen Sie wieder in die Ausgangsstellung zurück.

UND SO LIEGEN SIE RICHTIG :

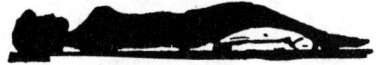

Für die Mittagsruhe ein kleines Kissen unter die Kniekehlen legen, dies gleicht ein Hohlkreuz aus, und Sie stehen ohne Schmerz wieder auf, fühlen sich wohl. Kein Unterlegen während der Nachtruhe !

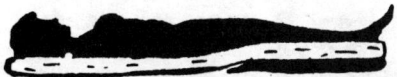

Wer sich die Bauchlage abgewöhnen muß, tut gut, das Fußende leicht zu erhöhen. Auch für die "Schnarcher" ein guter Tip!

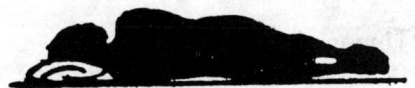

In der Seitenlage mit angezogenen Knien, die "Embryolage"; hier ist es angebracht, ein flaches Kissen unter den Nacken zu schieben.

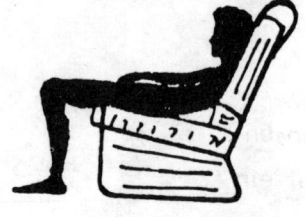

Der " gemütliche" Fernseher

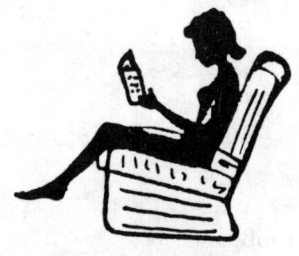

Die "Leseratte"

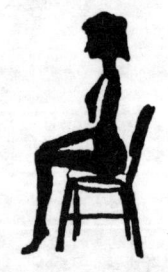

Die "Tipperin"

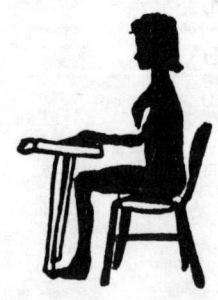

RICHTIGE HALTUNG :

Aufrecht, Kopf gerade, Füße stehen plan auf dem Boden, Beine und Arme sind rechtwinklig gehalten.

ÜBUNGEN IN SITZHALTUNG

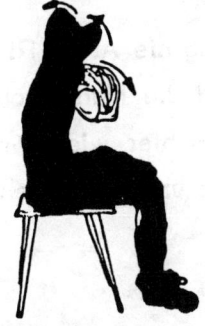 Hände gefaltet am Hinterkopf, Ellenbogen weit nach außen dehnen, der Kopf wird gebeugt und liegt mit dem Kinn auf dem Brustbein. Die Körperhaltung ist aufrecht.

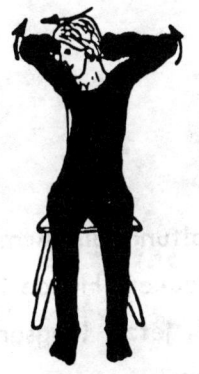 Wie bei Bild, der Kopf führt in gerader Haltung eine Rechts- und Linksdrehung durch. Achte auf die aufrechte Körperhaltung.

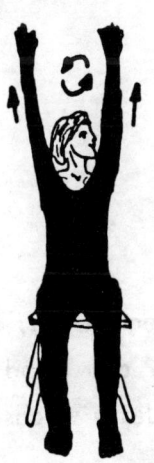 Jetzt bei aufrechter Körperhaltung die Arme hochstrecken. Den Kopf aus gerader Haltung langsam nach rechts und links drehen.

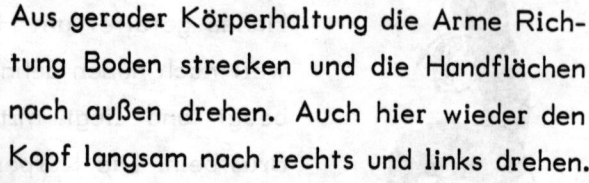

Aus gerader Körperhaltung die Arme Richtung Boden strecken und die Handflächen nach außen drehen. Auch hier wieder den Kopf langsam nach rechts und links drehen.

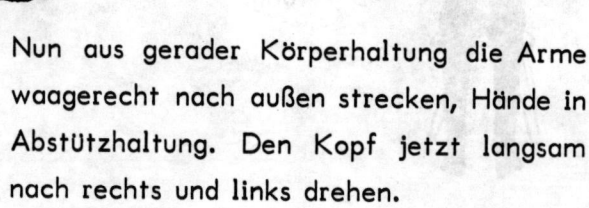

Nun aus gerader Körperhaltung die Arme waagerecht nach außen strecken, Hände in Abstützhaltung. Den Kopf jetzt langsam nach rechts und links drehen.

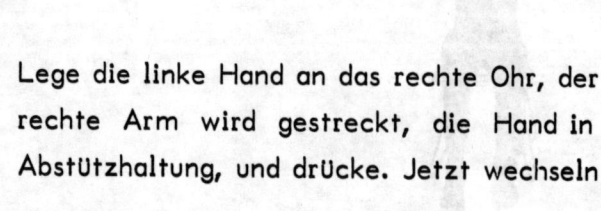

Lege die linke Hand an das rechte Ohr, der rechte Arm wird gestreckt, die Hand in Abstützhaltung, und drücke. Jetzt wechseln

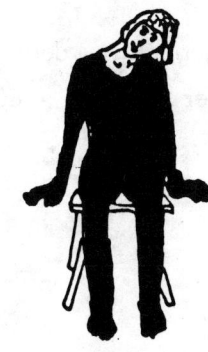

Die Arme neben dem Körper nach unten, die Handflächen in Bodenabstützhaltung, drücke nach unten. Der Kopf wird nach rechts und links geneigt.

Erschwerung: Drücke mit rechter Hand nach unten, neige den Kopf nach links und umgekehrt.

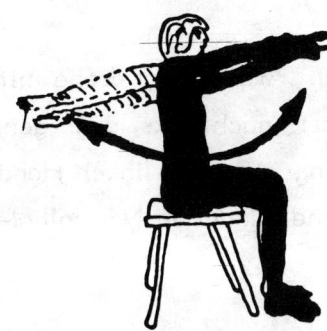

Schwungarbeit mit beiden Armen. Körperhaltung gerade, Kopf in Geradeaushaltung.

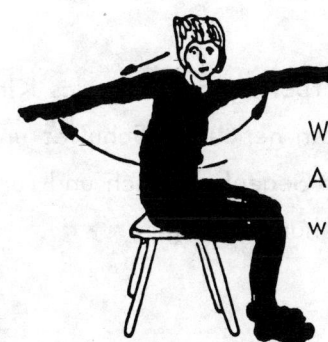

Wie zuvor, jedoch mit wechselseitigem Armschwung, wobei der Kopf mitgedreht wird; langsam ausführen.

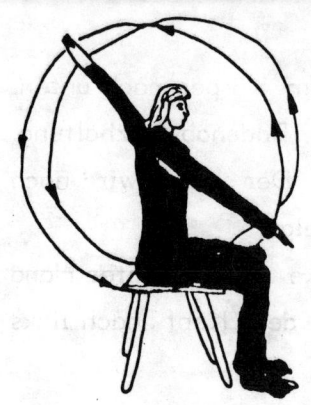

Nun Kreisbewegungen mit den Armen gleichsinnig und - wer es kann - auch gegenläufig.

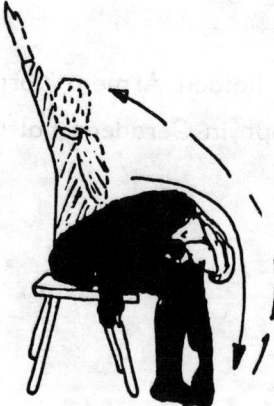

Strecke den linken Arm hoch, drehe mit dem Körper seitwärts nach links, dann gehe mit Körperbewegung mit der linken Hand zum rechten Füß und wieder in Normalhaltung. Wechseln.

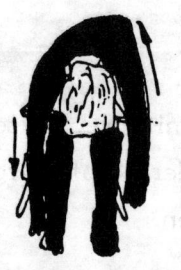

Neige den Oberkörper nach vorne, das Kinn wird dem Brustbein genähert, Schulter und Arme werden im Gegenlauf hoch und runter mit Körperdrehung bewegt.

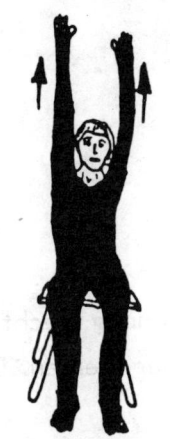

Die Arme hochstrecken und abwechselnd mal linken, mal rechten Arm mehr nach oben strecken. Kopf in Geradeausstellung beibehalten.

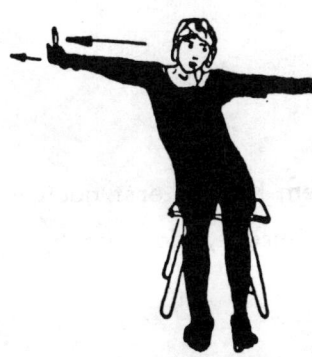

Arme waagerecht, Hände in Abstützhaltung dehnen, nun wechselnd unter Mitbewegung des Körpers. Darauf achten, daß Sie sich nicht vom Hocker abheben.

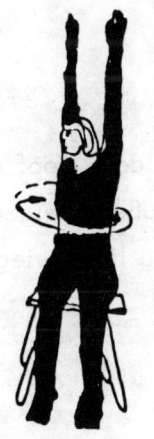

Wieder die Arme hochstrecken, jetzt mit dem Oberkörper aus gerader Haltung nach rechts und links drehen, der Kopf geht dabei mit.

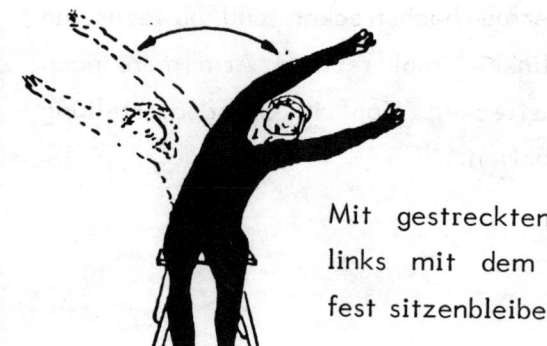

Mit gestreckten Armen nach rechts und links mit dem Oberkörper neigen. Dabei fest sitzenbleiben.

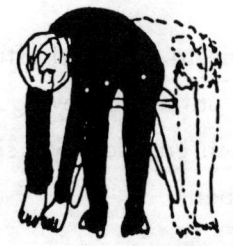

Wie vorher, hier mit dem Körper erst nach rechts vorne, in die Gerade, dann nach links vorne neigen.

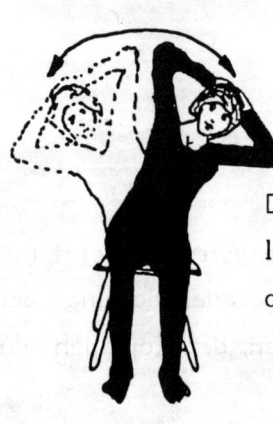

Die Hände gefaltet hinter dem Kopf angelegt, Ellenbogen nach außen neigen und den Körper nach rechts und links wiegen.

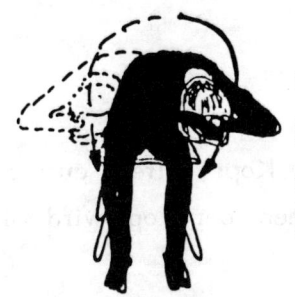

Wieder die Hände hinter dem Kopf falten, Ellenbogen nach hinten. Den Oberkörper neigen und versuchen, mit der Nasenspitze das linke bzw. rechte Knie zu erreichen.

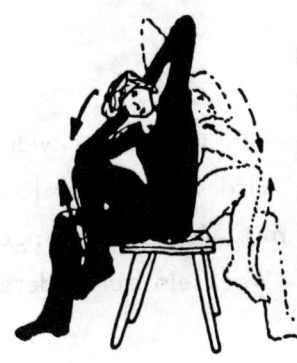

Hände bleiben hinter dem Kopf gefaltet, Ellenbogen nach hinten. Linkes Knie anheben und mit Körperdrehung und rechtem Ellenbogen das Knie berühren. Dann wechseln.

ÜBUNGEN IM FERSENSITZ

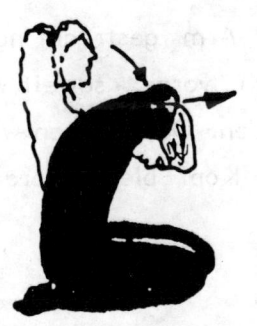

Hände hinter dem Kopf gefaltet. Den Rükken runden, das Kinn auf das Brustbein neigen. Die Hände drücken nach schräg oben vorne, strecken also die Halswirbelsäule mit. Dann wieder gerade und diese Übung etwa drei bis sieben Mal wiederholen

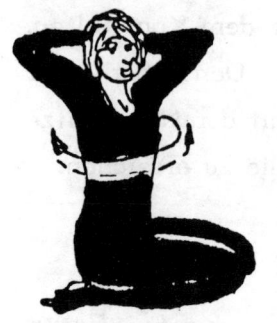

Hände hinter dem Kopf falten, aufrecht sitzen, Körper drehen, der Kopf wird mit-geführt.

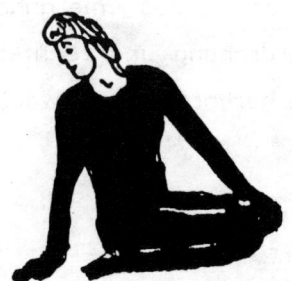

Den rechten Arm nach rechts rückwärts führen, linker Arm wird zum linken Knie gestreckt. Körper mit Kopfdrehung nach rückwärts bewegen. Wechseln zur anderen Seite.

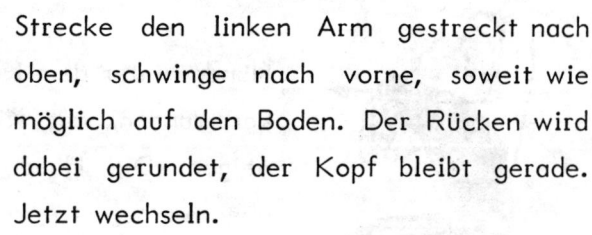

Strecke den linken Arm gestreckt nach oben, schwinge nach vorne, soweit wie möglich auf den Boden. Der Rücken wird dabei gerundet, der Kopf bleibt gerade. Jetzt wechseln.

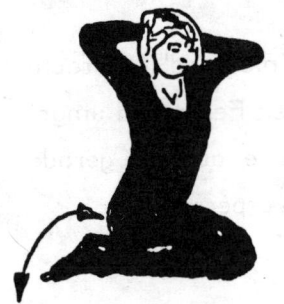

Hände wieder hinter dem Kopf falten. Aus aufgerichtetem Oberkörper "versetzt" nach rechts und links sitzen.

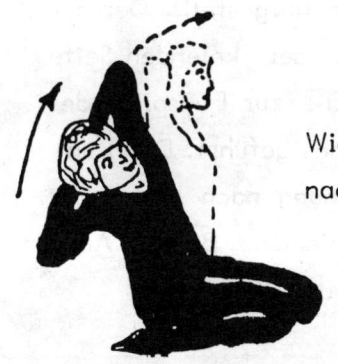

Wie zuvor. Körper wird langsam schwingend nach rechts und links geneigt.

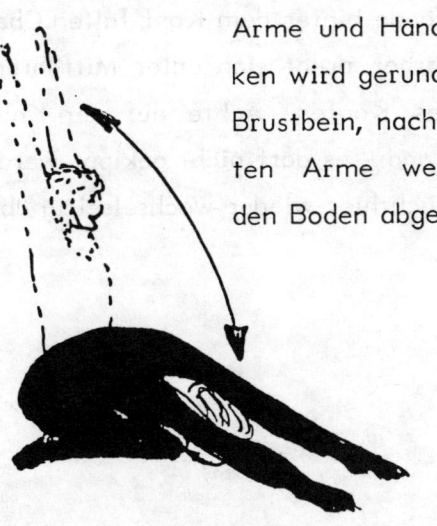

Arme und Hände sind gestreckt. Der Rücken wird gerundet, der Kopf neigt Richtung Brustbein, nach vorne beugen. Die gestreckten Arme werden mit den Händen auf den Boden abgelegt.

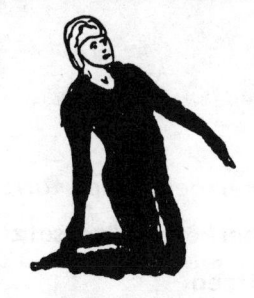

Aufgerichteter "Kniestand".Mit rechter Hand zur linken Ferse und umgekehrt neigen. Achte auf die gerade Haltung des Oberkörpers.

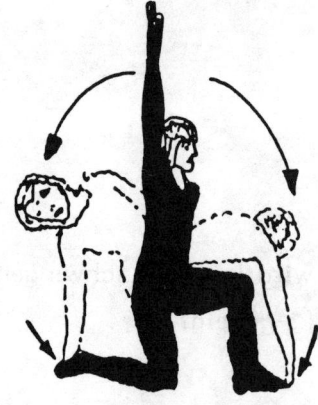

Kniestand einseitig. Das andere Bein ist nach vorne aufgestellt. Der gestreckte Arm der knienden Seite wird nach vorne zur Fußspitze des stehenden Beines geführt. Dann unter Körperdrehung nach hinten zur Ferse des knienden Beines. Auch hier wechselseitig üben.

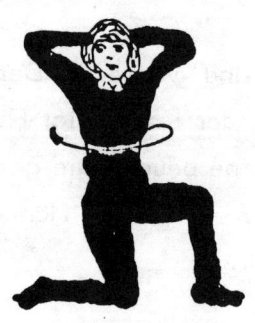

Wie zuvor - den "halben" Kniestand. Hände hinter dem Kopf falten.Oberkörper dreht sich unter Mitführung des Kopfes. Achte auf den Kniestand - es darf nicht gekippt werden Auch hier wieder wechselseitig üben

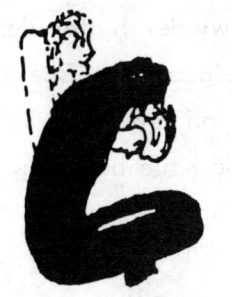

Hände hinter dem Kopf falten. Kopf Richtung Brustbein neigen und den Rücken von oben immer mehr runden. Danach wieder gerade Haltung einnehmen, wiederholen.

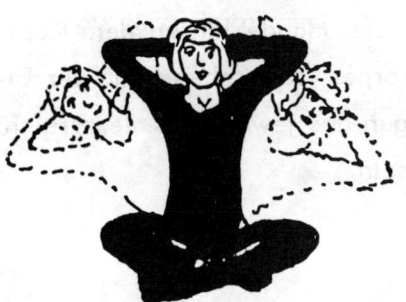

Hände hinter dem Kopf falten, Kopf und Körper aufrecht. Körper langsam nach rechts und links neigen, wobei der Kopf seine gerade Haltung beibehält.

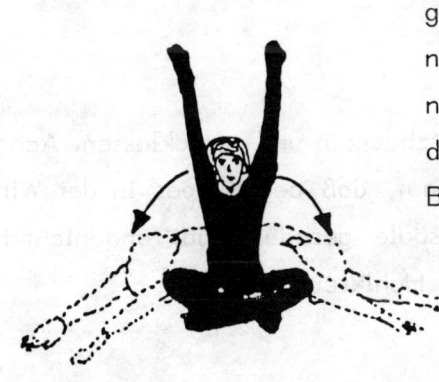

Aufrechter Sitz, Arme nach oben gestreckt. Der Körper neigt sich nach rechts, geht in die Aufrechte, neigt sich nach links. Die Hände dürfen bei gestreckten Armen den Boden berühren.

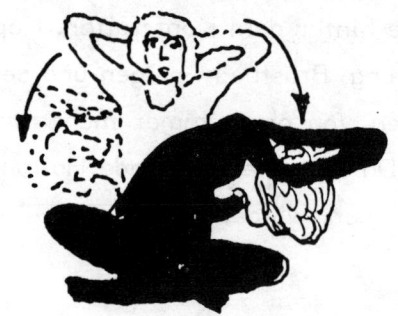

Hände wieder hinter dem Kopf falten. Neigung des Oberkörpers nach rechts und links. Die Stirn kann das jeweilige Knie berühren.

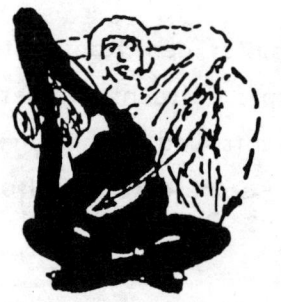

Noch die Hände hinter dem Kopf. Oberkörper so drehen, daß der Ellenbogen das jeweilige Knie erreicht Wechseln.

ÜBUNGEN IM VIERFÜSSLERSTAND

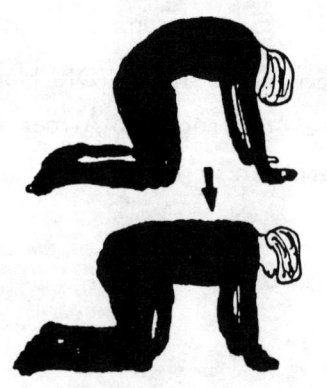

Katzbuckeln und zurücklassen. Achte darauf, daß der Körper in der Wirbelsäule gerade bleibt und nicht in das Hohlkreuz fällt.

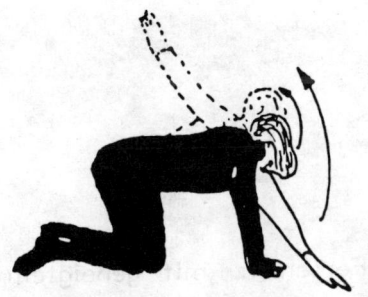

Linke Hand nach vorne, leicht seitlich nach außen gestreckt, rechtes
Bein nach hinten, leicht außen, gestreckt. Bauch dabei einziehen und
nicht ins Hohlkreuz fallen, auch beim
Wechsel darauf achten.

Erreiche mit rechtem/linkem Knie
die Nasenspitze und strecke rechtes/
linkes Bein nach hinten.

Linker Arm schwingt mit Drehung
des Oberkörpers und umgekehrt.
Achte auch hier auf die Haltung der
Wirbelsäule. Bauch evtl. einziehen.

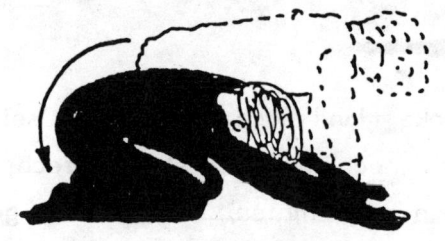

Hier das Gesäß auf den Fersen lassen, Kopf nach unten geneigt, Arme gestreckt und aufrichten in den Kniestand. Wiederholen

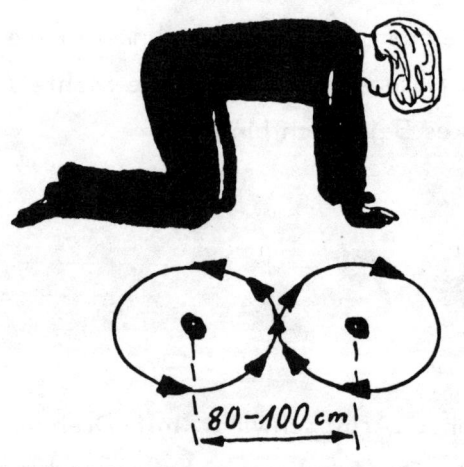

80–100 cm

Das Klapp´sche Kriechen. Beschreibe eine Acht und drehe dabei in der Längsachse die ganze Wirbelsäule wurmartig. Bauch einziehen, nicht durchhängen lassen !

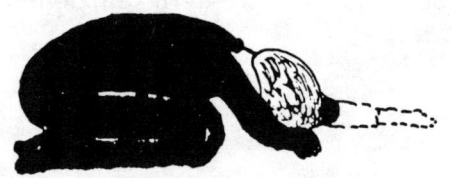

Fersensitz mit geneigtem Oberkörper. Strecke abwechselnd rechte / linke Hand vor.

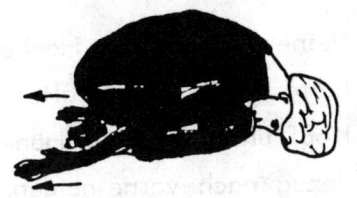

Wieder der Fersensitz. Nun die Arme seitwärts nach hinten strecken. Der Kopf darf die Knie berühren.

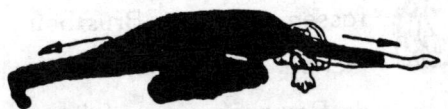

Linken Arm / rechtes Bein und umgekehrt strecken.

ÜBUNGEN IN DER RÜCKENLAGE

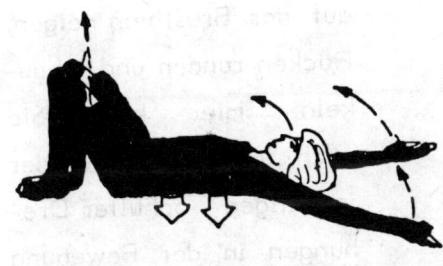

Arme schräg nach hinten gestreckt. Bauch einziehen, sodaß der Rücken auf die Unterlage gedrückt wird. Oberschenkel unter leichtem Abheben der Füße vom Boden anspannen.

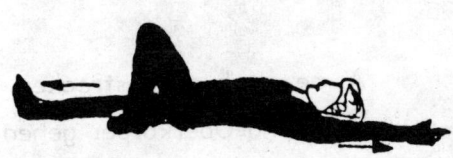

Arme nach vorne gestreckt abwechselnd rechtes / linkes Bein nach hinten strecken.

73

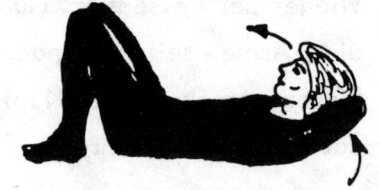

Beine anwinkeln, Hände hinter dem Kopf falten. Kopf unter leichtem Händezug nach vorne neigen.

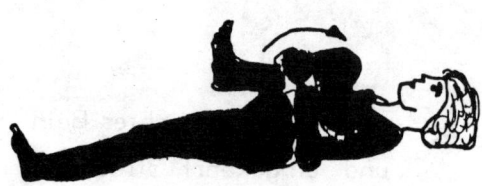

Rechtes / linkes Knie unterhalb des Gelenkes umfassen und zum Brustbein ziehen. Langsame, ziehende Bewegungen ausführen.

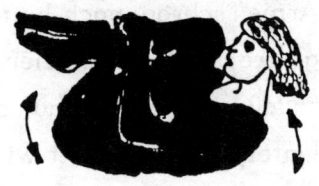

Beide Knie unterhalb des Gelenkes umfassen. Kinn auf das Brustbein neigen, Rücken runden und schaukeln. Hier können Sie auch unter Gebrauch der jeweiligen Schulter Drehungen in der Bewegung ausführen.

ÜBUNGEN AUS DER PÄCKCHENHALTUNG

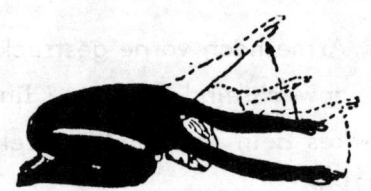

Arme nach oben strecken, Kopf und Oberkörper gehen mit.

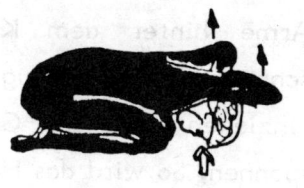

Hände hinter dem Kopf verschränken, Ellenbogen nach außen, nun den Rük-ken gerade strecken.

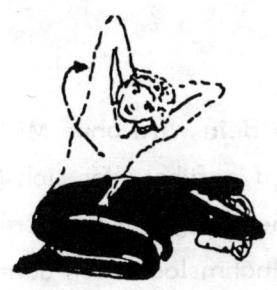

Wie zuvor, jedoch mit seitwärtiger Körperdrehung

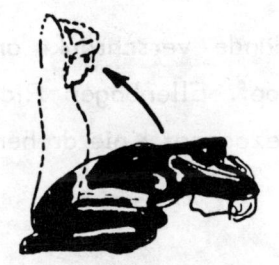

Wie zuvor, aber Körper aufrichten, Variante mit Körperdrehung.

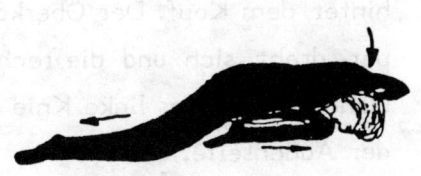

Variante wie vorher, Bein links / rechts gestreckt, anderes Bein anziehen, dessen Knie die Nasenspitze berührt.

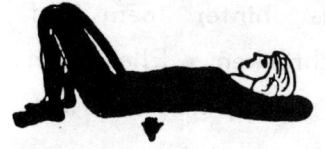

Arme hinter dem Kopf verschränkt, Beine gebeugt, Bauch einziehen und das Gesäß anspannen. So wird das Hohlkreuz auf die Unterlage gepreßt.

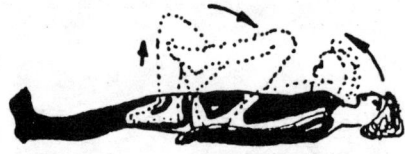

Ein Bein wird ohne Mithilfe zum Kopf geführt, der sich Richtung Knie neigt. Die Arme liegen teilnahmslos neben dem Körper.

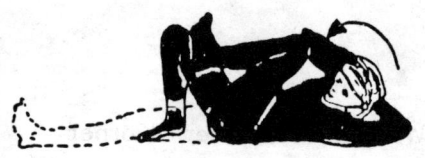

Hände verschränkt am Hinterkopf. Ellenbogen Richtung angezogenes Knie drehend beugen

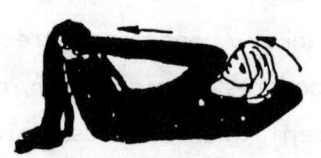

Beine angebeugt, linke Hand hinter dem Kopf. Der Oberkörper dreht sich und die rechte Hand berührt das linke Knie an der Außenseite.

Diese Übung ist bereits vorher erwähnt.

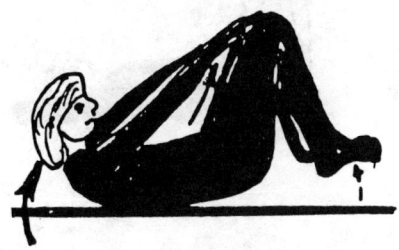

Bereits vorher erwähnte Übung.

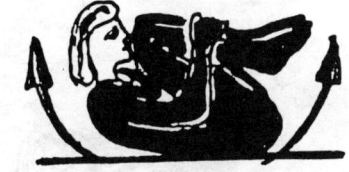

Die Beine sind angebeugt, Hände im Nacken verschränkt. Nun wird das Gesäß angehoben, wobei der Rücken gestreckt bleibt. Langsam wieder in die Ausgangsstellung zurücklegen.

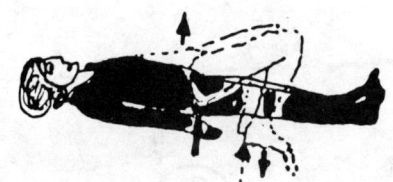

Ein Bein angewinkelt, das andere wird abgehoben und gestreckt. Abwechselnd links und rechts durchführen. Der Körper bleibt auf den Boden gepreßt.

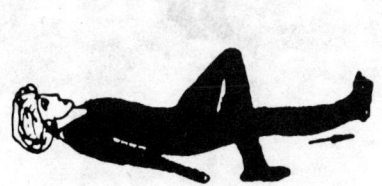

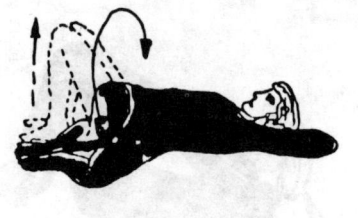

Arme hinter dem Kopf, Knie angezogen. Unterkörper dreht sich nach rechts und links. Oberkörper bleibt auf dem Boden ohne Bewegung.

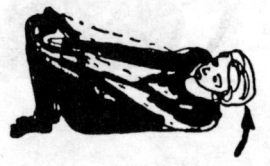

Beine angezogen, Arme gestreckt zusammen, Oberkörper seitlich verdreht, Berührung der Knieaußenseite mit den Händen

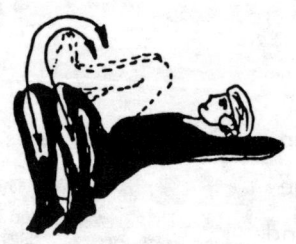

Hände hinter dem Kopf, Knie gebeugt. Anheben der Füße und seitliches Absetzen unter Drehung des Unterkörpers.

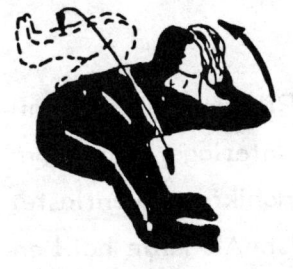

Bein gestreckt bzw. angebeugt, seitlich absetzen.

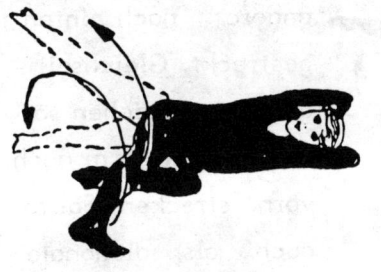

Ein Bein angezogen, das andere gestreckt. Unter ganzer Körperdrehung seitwärts drehend absetzen.

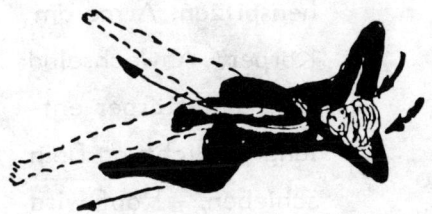

Seitwärts gedreht die Knie abwechselnd anziehen, Beine strecken.

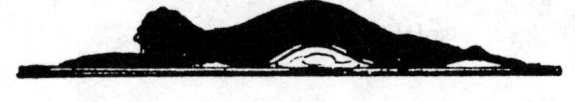

Richtiges Liegen mit Unterlage, damit das Hohlkreuz entlastet ist. Als Hilfe bei Lendenwirbelbeschwerden

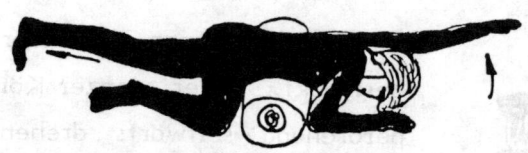

Bauch unterlegt. Ein Bein angezogen, das andere nach hinten gestreckt. Gleichseitigen Arm anziehen sowie anderen Arm nach vorne strecken. Sollte auch als diagonale Übung durchgeführt werden.

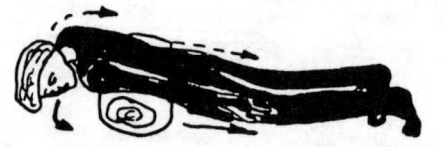

Beine gestreckt unter Haltung auf den Zehenspitzen. Arme am Körper. Abwechselnd Arm am Körper entlang Richtung Bein schieben, Kopf wird mitgeführt.

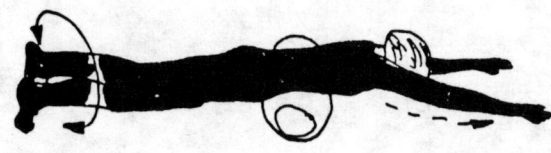

Rollenlage auspendeln Bein- und Armschere ausführen.

Noch ein paar Schlußbemerkungen:

Üben Sie täglich. Es ist besser, jeden Tag zehn Minuten zu üben als nur einmal in der Woche 70 Minuten, das überanstrengt und führt zu keinem Erfolg. Übungen sollen nicht schmerzen.

Der wichtigste Partner für Ihre Anliegen betreffs der Muskulatur, Sehnen, Bänder, Gelenke, des ganzen Organsystems in unserem Rahmen ist der Arzt, der Physiotherapeut, die Krankenkasse. Hier bekommen Sie auf Ihre Fragen eine fachkompetente Antwort.

Ich wünsche Ihnen Gesundheit durch Ihr tägliches Training.